U0121398

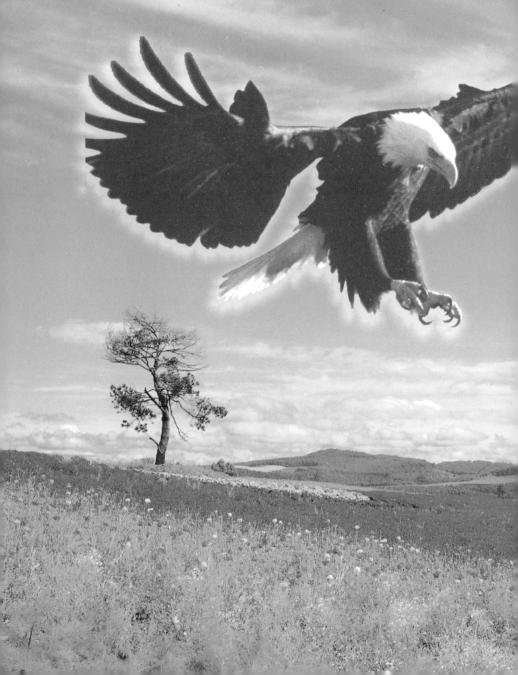

大展好書　好書大展
品嘗好書　冠群可期

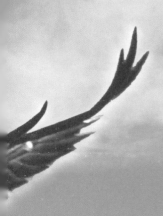

大展好書　好書大展
品嘗好書　冠群可期

快樂健美站
13

忙裏偷閒練瑜伽

基礎篇

張液液◎編著

YOGA

大展出版社有限公司

《忙裏偷閒練瑜伽》出版説明

　　隨着我國經濟的快速發展和人民生活水準的不斷提高，人們在解決了基本的溫飽問題之後，開始逐漸意識到身心健康的重要。現代都市人群面臨着生活越來越好、壓力越來越大的困惑。瑜伽功近年來悄然來到我們身邊，正是爲了滿足人們在緊張的生活節奏下緩解身心壓力的需要。

　　瑜伽，原爲梵文，本意是「合一」「連接」「結合」，即中國人所説的「天人合一」。瑜伽以哲學思想爲依托，透過體位法的鍛鍊促使精神與肉體的高度統一，逐漸演化爲一種被大眾所接受的健身運動。

　　瑜伽是一門經得起科學驗證的古老運動。它對某些疼痛具有療效，尤其能預防膝蓋老化，減緩骨關節炎和手腕症候群引起的疼痛。同採用藥物治療相比，瑜伽對控制高血壓有同樣顯著的效果。一般人在練習三個月的瑜伽之後，就會產生「身心更健康、更幸福」的主觀感受。瑜伽的伸展訓練能強化肌肉、骨骼，有助於預防骨質疏鬆症、減輕背痛，甚至可以作爲恢復健康的輔助治療。瑜伽動作對腺體的影響很大。

　　人的身體可說完全受各種腺體荷爾蒙分泌所控制，每一個器官、細胞都直接受這些荷爾蒙的影響。瑜伽功法能使各種腺體的分泌作用趨於平衡。瑜伽動作的扭轉或彎曲姿勢，通常需停頓相當一段時間，以給腺體造成壓力，這些壓力可以強化這些腺體，使其分泌正常。

本書的定位並不是講高深的氣功，而是力圖使瑜伽成為一種緩解疲勞、強身健體、放鬆心情的大眾化的簡單易學的全民健身活動。作者修習瑜伽多年，同時又受益於常年從事中醫養生護理的積累，因此，在書中不僅圖文並茂地對瑜伽動作進行了系統的說明，同時穿插許多養生保健的小常識，以及調息、冥想、節食等領域的修鍊體會，對滿足現代都市人群追求完美與科學的生活質量，實為不可多得的一本好書。

　　本書分基礎篇、祛病養生篇兩冊。基礎篇介紹瑜伽基礎知識、體位法經典動作等。祛病養生篇介紹減肥塑身、強身祛病的瑜伽體位法及相關小常識等。本書另外一大特點就是配合圖書的出版發行，作者還建立了一個瑜伽多媒體教學網站（ www.youga.com.cn ）。讀者可以根據自己的時間和地點安排瑜伽練習進度，真正做到忙裏偷閑練瑜伽。購買此書不僅掌握了基本動作，還等於擁有二十四小時的瑜伽私人教練，讓您在最經濟、最便捷的情況下享受瑜伽館內的專業輔導。

　　總之，此書與網站的結合為廣大瑜伽愛好者提供了方便、經濟、快捷的瑜伽練習途徑。希望讀者在購得此書時感到物超所值！

致 謝

本書的出版，
承蒙下列各位鼎力協助，
在此表示感謝！

攝影：南藝工作室
形象設計：方莉
封面設計：彭輝忠
版式設計：張曄、王元韜
動作示範：張液液、周曄、李毅

目錄

CONTENTS

目 錄
CONTENTS

第一章
瑜伽問答

1 什麼是瑜伽？

　　「瑜伽」是梵文Yoga的譯音，意思是和諧、統一、結合。5000年前，一些瑜伽修行者靜坐在印度喜馬拉雅山麓地帶的原始森林中，思索人類的痛苦和煩惱的根源。在冥想中他們明白，由於受到外界的刺激，人心常常紊亂不安，只有當人們醒悟到原本的眞實自我，體會到與宇宙渾然一體的感覺，才會獲得永恆的安寧。

　　瑜伽的最高目標、最高境界即爲個體意識與宇宙本體的合一。要達到這一點，只有透過調整呼吸、意識，進行體位法訓練以及建立正確的飲食和生活習慣才能達到，沒有其他的方法。

　　瑜伽是一種使人擺脫一切現象意識，從而達到純粹、原本意識的訓練方法。它的核心部分是讓人調整自己身體的姿勢與呼吸，使意念集中於一點，進入冥想狀態，從而達到摒棄小我與雜念的目的，並因此而超脫感觀意識和名相意識，體驗到終極的意識狀態。

2 什麼是瑜伽的體位法?為什麼對身體有益?

瑜伽體位法中的動作一部分來源於對動物的摹仿（如蛇式、兔式、貓伸展式等），一部分是瑜伽行者自行體驗創造出來的體位法（如肩立式、扭轉式）。這些姿勢可以幫助你在心理上集中思維，消除不良情緒，使心神達到鎮靜與平和；在身體方面增加肺活量，提高關節和韌帶的柔韌性，強健肌肉，優化循環，調節腺體，使身體富有彈性及充滿活力。

體位法就是在思維集中內斂、呼吸均勻細長的前提下，透過一系列有針對性的動作，達到身體及心靈的平衡與鍛鍊。

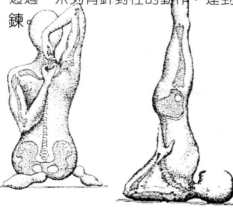
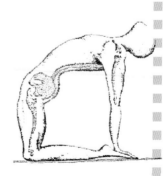

3 什麼是脈輪？

根據瑜伽的原理，人體是由五大元素組合而成，即太、氣、火、水和土，並由身體中不同的脈輪（cakras）所支配。人身體內的七個脈輪，分別控制着身體的某個特殊部位和某些內分泌腺體。

現代生活中，人們多數時間習慣於對外部世界進行觀察、證明和判斷，卻不習慣觀察內在、發掘人體本身的秘密。只有在最深沉的靜坐觀想和禪定的狀態下，直接從本身內在之中得到的直覺知識，才是最高的知識。

人體內有強大的精神能量，潛伏於脊柱底端海底輪（會陰穴）沉睡着，一般人並不知道這一秘密。

修持者就是要喚醒這一沉睡的性靈，使之沿脊柱上升，經過脊柱中四個神經血管叢（即輪），並與腦部頂輪相結合，達到至高境界。

七輪圖解

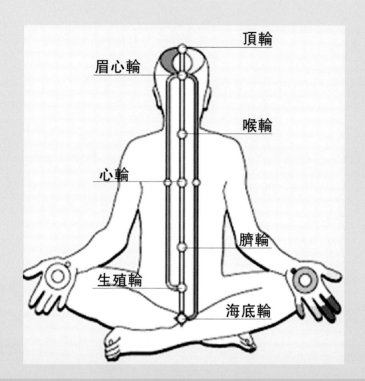

頂輪

眉心輪

喉輪

心輪

臍輪

生殖輪

海底輪

1. 第一個脈輪是頂輪 (Sahasrara Cakra)

　　它從額頭髮際開始，往後橫拼四指處，也就是嬰兒幼小時會跳動的部位。以道教的說法，此處在封口以前爲先天，那時嬰兒不會說話，但卻表情豐富，好像有說有笑的樣子，與從前的精神環境保持接觸。等頂輪封口以後，嬰兒就會說話了，開始進入後天的生命。頂輪有32根氣脈，如雨傘一樣，由間腦向外發散。

2. 第二個脈輪是眉心輪 (Ajina Cakra)

　　它位於兩眉之間、印堂稍下的地方。它控制着腦下垂體並使用鬆果體和下視丘的荷爾蒙，主宰世俗和靈性的知識，支配着心神方面的功能。按道家的說法，修練到打通眉心輪即爲眼通，可以做到隔牆睹物。

3. 第三個脈輪是喉輪 (vishuddha Cakra)

它位於喉頭附近的腺體中心，控制着以太成分和甲狀腺及副甲狀腺，與說話功能有關。這裏一共有16根氣脈，像倒轉的雨傘，接眉輪諸脈，包括到上胸部的食道及氣管，這個喉輪又名受用輪。依照印度治病的方法，注重氣脈治療，喉輪的16脈若不乾淨，心中便難得安寧，所以，瑜伽術中有用白布清洗食道和胃部的辦法。如能保持食道清潔，則可健康少病。而喉輪及胃壁保持清潔的惟一辦法就是少食。

4. 第四個脈輪是心輪 (Anahat Cakra)

它位於靠近心臟附近的腺體中心，控制着氣體的成分，也控制了胸部的胸腺和淋巴腺，與人體的呼吸、循環功能有關。此處共有8脈，像雨傘一樣向下發散。

5. 第五個脈輪是臍輪 (Manipura Cakra)

位於肚臍附近的腺體中心，控制了身體中火的成分及胰臟和腎上腺的分泌，主導我們的活力和世俗的活動，支配人的精力和消化功能。這裏向外分散64根脈，中間分散達到腰的四周，往上分散達到心輪，向下分散達到腳跟。

6. 第六個脈輪是生殖輪 (Svadhisthana Cakra)

它位於生殖器官附近的腺體中心，它控制了性腺及身體中的液體成分，主宰人的性功能。

7. 第七個脈輪是海底輪 (Muladhara Cakra)

位於肛門附近的腺體中心，男性在會陰，女性在子宮口之上，是各種身體、心智和靈性渴望的貯藏所，控制着人體中固體的成分，和身體的健康、排泄功能有關。

4 什麼是腺體？

內分泌腺是人體內一些無輸出導管的腺體，它的分泌物稱爲激素，中文譯音叫作荷爾蒙。

內分泌系統是機體的重要調節系統，它與神經系統（也就是我們前面談到的脈輪）相輔相成，共同調節機體的生長發育和各種代謝，維持內環境的穩定，並影響行爲和控制生殖等。內分泌系統由內分泌腺和分布於其他器官的內分泌細胞組成。

人體主要的內分泌腺有：甲狀腺、甲狀旁腺（副甲狀腺）、腎上腺、垂體（腦下垂體）、松果體、胰島（胰腺）、胸腺和性腺等。

1. 松果體

　　一般認為，松果體是我們的生物時鐘，它能分泌以褪黑素為主的許多微妙的荷爾蒙，且足以影響身體所有器官。可以延緩老化增進免疫的反應，增加對痛苦的忍受力，減低性衝動。

2. 腦下垂腺

　　與眉心輪有關聯。腦下垂腺是一個非常重要的腺體，腦部直接刺激這個腺體。腦下垂腺控制身體的許多活動，例如，腺體分泌、血液循環、生長和體溫等。當腦下垂腺功能失常時，人體會產生許多疾病。身體還會異常發展，或者很胖，或者過高，或者過於矮小。巨人症及侏儒症，就是因為腦下垂腺功能失常所致。

3. 甲狀腺和副甲狀腺

　　與喉輪有關聯。頸部的甲狀腺和副甲狀腺，控制了身體新陳代謝的作用，此外，也能調整身體所產生的熱量和能量，促進消化及成長。若是甲狀腺分泌不正常，身心的健康都會受到嚴重的影響。如果甲狀腺分泌稍微多點兒，就會感到緊張、易怒等。如果分泌再多些，則會非常的神經質、出汗、消化不良、失眠，導致人體迅速消瘦。反之，如果甲狀腺分泌稍少些時，人就會疲倦，昏昏欲睡。如果分泌過少時，則行動緩慢，脈搏和心跳遲緩，體溫下降，說話口齒不清，感覺遲鈍，身體發胖。

　　副甲狀腺控制血液中的鈣含量，負責骨骼成長的正常化。如果鈣含量太少，我們會變得緊張、衝動、易怒；如果鈣含量太多，我們便會昏昏欲睡，無精打采。

4. 胸腺

　　胸腺位於心臟附近的胸骨後面，於胎兒時期最為活躍，以建立起身體的免疫系統，嬰兒出生後分泌胸腺生成素來增強免疫系統，使身體能夠抵抗疾病的傳染。

5. 腎上腺

　　與臍輪有關聯。它能使身體突然產生熱和能。腎上腺在緊急事情發生時，尤為重要。當一個人面臨危險或急迫的事件時，如逃避火災、地震等，腦裏便會送一個信號給腎上腺，而腎上腺立即運送它的分泌物（即腎上腺素）至血液中。腎上腺素能使心跳加速，血管擴張，且隨着血液流入肌肉，使人體獲得更多的能量，從而提高工作效率。腎上腺素還會刺激汗腺，因此，雖是突然的用力使身體變熱，也能借着出汗來排熱。反之，若分泌過多，則身心將一直處於緊張的狀態中。

6. 胰腺

　　與臍輪有關聯。胰腺散布於胰臟消化腺泡之間，它分泌一種消化的荷爾蒙叫做胰島素。胰島素可減低血液中糖的成分。如果胰島素缺乏，血糖增高，部分血糖則隨尿排出，成糖尿，即所謂的糖尿病。反之，如果胰島素分泌過多，則會產生血糖過低的病症，人體會有虛弱、頭痛、發抖、昏眩、神經緊張和心緒不寧的症候出現。

7. 性腺

　　與生殖輪有關聯。性腺（卵巢或睪丸）不僅能產生卵子和精子，而互相結合繁衍後代，同時它還能分泌性荷爾蒙（性腺素），即男性激素和女性激素。性荷爾蒙能增加男（女）性的性特徵以及調整性行為的發展。男性激素能增加肌肉的能量，且使人富有創造力和積極性。而女性激素能增加身體脂肪的成分，使人富於情感，思緒細密。

8. 瑜伽動作對腺體的影響

　　身體內的內分泌腺支配着身體的活動，內分泌腺分泌荷爾蒙到血液裏，這些荷爾蒙借着血液的運送，分布到不同的器官，以控制身體的消化作用、身體的活力、體溫、身上的水分、身體的成長、細胞的補充、性功能等。所以，荷爾蒙分泌正常時，人體才能正常地成長。若有任何一種腺體分泌不平衡，就會引起身、心兩方面不同程度的疾病。

　　這些內分泌腺體和七個脈輪都有密切的關係。脈輪控制了內分泌腺的分泌，產生許多不同的荷爾蒙，而這些荷爾蒙流入血液，影響身體所有的器官。因此，脈輪通過內分泌腺來控制身、心的活動，當腺體的分泌作用正常時，人的身體健康，心智安定。而當任一腺體功能失常時，也就是分泌作用不平衡時（無論分泌太多或太少），便會導致身、心的疾病。

　　因此練習瑜伽體位法時，要知道哪些瑜伽體位法對哪些脈輪有作用，以增強其效果。瑜伽動作能使各個腺體的分泌作用趨於平衡。瑜伽動作的扭轉或彎曲姿勢，通常需停頓相當一段時間，在這段時間中，所給腺體的壓力，正是要強化這些腺體，使其分泌正常。

增加有氧運動，提高心肺功能

　　有氧運動就是指長時間進行有氧代謝的運動（有氧耐力運動），使得心血管系統、呼吸系統得到充分又有效的適宜刺激，從而提高心、肺功能。讓全身各組織、器官得到良好的氧氣和營養供應，維持最佳的功能狀況。

　　有氧運動包括慢跑、游泳、騎自行車、步行、原地跑、有氧健身操等，時間至少在15分鐘以上，最好是30~60分鐘。健康的標準並不是通常認為的肌肉發達、外表強壯，只有心、肺功能健康才是真正的健康。前面提到了內分泌腺與神經系統（脈輪）相輔相成，共同調節機體的生長發育和各種代謝，維持內環境的穩定。

　　這裏再增加一點，就是大多數內分泌腺分泌的激素透過血液循環作用於機體的特定細胞，從而影響人的健康。要保證輸送各種激素到特定的位置，並維持體內多得驚人的細胞的營養供應，就需要人體吸入充足的氧氣。練習瑜伽呼吸法和體位法，就可提高人體的肺活量，滿足身體的這種需要。有強有力的心臟提高血液輸送量，同時不要忘記清淡的飲食來確保血管的暢通。具備了這些因素，健康長壽就是自然而然的事情了。

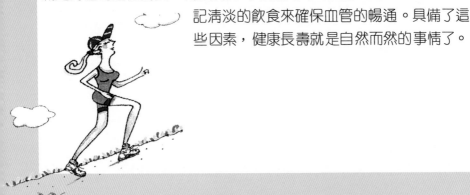

5 什麼是瑜伽的飲食？有何益處？

　　所謂瑜伽的飲食就是健康的飲食，這方面和中國傳統的養生保健中所倡導的飲食沒有什麼區別。

　　對瑜伽修習者而言，飲食最好是簡單的，而且是全蔬菜類的，以易於消化的自然食品為主，如：五穀、蔬菜、水果、乳類、菌類食品等。它們能保持身體健康有活力，增強免疫力，控制慾望，減少雜念，保持思維冷靜、清醒。瑜伽修習者應儘可能避免食用加工食品和罐頭類食品。

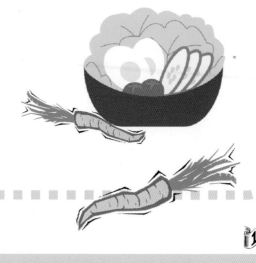

瑜伽的飲食觀（1）

　　以瑜伽的飲食觀來看，食物分為三種，即純粹物，刺激物，不純腐敗物。牛奶、水果、蔬菜是最佳食物，可列為純粹物。香料、肉、蛋、魚、酒、海鮮、辣椒、油炸食物等刺激神經系統，可列為刺激物。污染腐敗、熟過頭的食物，醃製、烤製、燻製的食物屬於不純物。

　　人嗜好哪一類食物，取決於精神的進化程度。精神發達的人，愛吃純粹物。一般的人愛吃刺激物。低層次的未發達的人對不純腐敗物有特殊的愛好。

　　總之，人們是根據自己精神的純潔程度，來本能地選擇某種食物的。要學習瑜伽的人，應該成為一個對食物挑剔的人。應儘可能嚴格地採用自然的飲食法。

瑜伽的飲食觀（2）

　　瑜伽修習者的飲食規則是：把果實、穀物、大量新鮮的水果和蔬菜合理組合起來食用，就能夠攝取所有重要的維生素、礦物質、蛋白質和碳水化合物。在實施過程中應遵循以下規則：

　　1. 盡量攝取處於自然狀態的食物，當然有些不能生吃的食物除外。因為對食物的熱加工都會破壞食物的有形的維生素和無形的生命之氣。

　　2. 不要吃經過精加工和包裝的食品以及喝罐裝、瓶裝的飲料，這些食品在超市的貨架上比比皆是。

　　3. 盡量吃有機栽培的食物，即綠色食品。

　　4. 要慢慢仔細地咀嚼食物，每一口食物應至少咀嚼五十下以上才嚥下，則胃口過大、吃的過快等毛病就會消失，身體過重的部分也會消失。

　　5. 在生病的時候應進行幾次斷食，以便使胃得到休息。這樣能恢復體力，排出作為異常根源的毒物。病人可飲用從生蔬菜和水果中榨出的新鮮汁液，以恢復體力。

瑜伽的飲食觀（3）

　　食用純粹性食物可以培養高貴的情操，使身體變得健康、純潔、輕鬆、精力充沛，使心靈寧靜而愉快。這類食物創造一個更精細的、更敏銳的身體和神經系統，能使人獲得更高的靈性。刺激性食物能提供能量，有益身體但不一定有益心靈，多吃了常會引起身心浮躁不安。 不純腐敗物是容易引起怠惰、疾病和心靈遲鈍的食物。此類食物對心靈有害，對身體也未必有益。

　　所以瑜伽士認為，為了身體的健康、心靈的平靜，要多吃純粹性食物，少吃刺激性食物，完全不吃不純腐敗物。為了進行靈性修行，食素是完全必要的。大體而言，食素者的飲食結構中穀物應佔40%，豆類佔20%，蔬菜佔20%，水果類和生菜沙拉佔15%，奶及其製品佔5%。

不食米飯沒生病的88歲老人

88歲的卡立克有一套與眾不同的養生保健法。

三十幾年來他堅持每週必禁食24小時，他不吃米飯，以蔬菜、水果和果仁為主食。定時練瑜伽、靜坐和步行。他是怎麼做到的？

每周定時禁食24小時

原籍斯里蘭卡，卡立克說：「我從來沒看過醫生，也沒服過一顆班納杜，我偶爾會傷風、咳嗽或發燒，但這不算病，那只是身體排除毒素的一種生理反應。」當這些狀況出現時，卡立克會以維他命自救，若不行就會禁食。除了癌症，他覺得禁食是最有效的治病方法。

禁食其實是卡立克每週必做的功課之一。每個星期天晚上8時開始他就不吃不喝到隔天晚上8時，堅持至今已經三十幾年了，因為他相信禁食有益健康。

卡立克已經88歲了，還沒退休，天天都到公司上班，連星期天也不例外。他身材瘦削，但雙眼炯炯有神，說話時雖細聲細語，步伐卻穩健俐落，閱讀不必戴眼鏡，不但沒有八旬老者的老態龍鍾，還經常單獨出遠門，到美國、法國和德國等地考察業務。

生食蔬果喝雨水

卡立克在45年前開始吃素，10年前開始以水果、蔬菜和果仁為主食，他尤其偏愛木瓜和芥藍花。他說，芥藍花是最有益的蔬菜之一。除了晚餐和星期四的一頓午餐，他吃的都是沒煮過的蔬菜和水果。

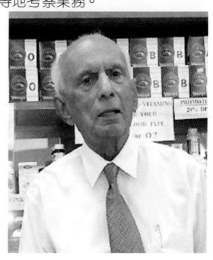

在卡立克的信仰裏，烹煮食物等於「謀殺」食物，生吃才不

會破壞食物的營養成分。卡立克也喝經過過濾的雨水。果眞自然得徹底！

他一年只吃一次米飯。卡立克是回教徒，開齋節當天，親友相聚，爲尊重親友他才破例。麵包則只是在飛機上別無選擇時的果腹之物，至於乳製品則點滴不沾。

在卡立克的日常食譜中也沒有白糖的成分。在他眼裏：「白糖如毒品，蜜糖則是藥品。」所以，他以蜜糖取代白糖，每星期都要吃掉1公斤的蜜糖。

不過，卡立克從不拒絕咖啡和茶，特別是茶，他每天都要喝上兩大杯，咖啡則是他的提神劑，用來趕跑睡神，而被醫學界指爲膽固醇罪魁禍首之一的椰漿，他卻不避忌，每星期總要和麗友享用一頓蔬菜咖喱。

爲補充營養，增強體質，卡立克每天早上喝一杯大麥草飲料，每星期都吃一把蒜頭。他相信，蒜頭能加強人體的抵抗力，薑及芫荽也具有同樣的功能。

祈禱也是一種運動

爲保持身體健康，除注重飲食，適量運動也是卡立克的養生守則之一。他每星期練5次瑜伽術和靜坐一次，每個星期天還步行10公里。此外，卡立克認爲，回教徒每天5次的祈禱，對膝蓋、腳踝、腳趾和腰部都是非常好的運動。

這名年近九旬的老人還有一個很特別的習慣，他從不睡床，祇鋪張草席睡地板，天涼時加條被單，床則留給他的太太。

在保健方面，卡立克太太並沒跟隨丈夫，她說：「要學他那樣並不容易。」事實確是如此，而卡立克的經驗則傳達了一個這樣的信息：要有健康的身體，必須嚴格履行一套保健之道，而且一定要持之以恆。

摘自《聯合早報》

6 瑜伽何時練習好？每次練習多久？

瑜伽是一項終生的運動，天天練習最好。每天練習的時間根據自身的生活和工作情況而定，最好是保證每次練習在1～1.5小時，這樣會達到最佳效果。

如果你確實很忙，每次練習可以短些，減少些體位動作就可以。但有兩個原則需要掌握：

一是每天抽出３０分鐘做瑜伽，要比一週用３小時只做一次的效果要好得多；

二是每次練習切忌為趕時間而匆忙行事，一定要保證在姿勢轉換間有足夠的鬆弛時間，要保證呼吸的穩定和緩慢。認真完成一兩個動作，要比匆忙完成一組動作效果更好。

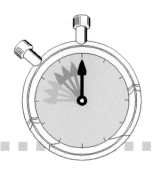

7 練習瑜伽有什麼注意事項?

瑜伽與其他運動項目一樣,有些注意事項是練習瑜伽者必須知道的!

(一) 練瑜伽前後1小時不要進食。保持空腹和三分飽是最佳狀態。因為練習瑜伽時身體的血液集中在局部肌肉或器官上,因此,會影響對食物的消化與吸收。

(二) 入浴前後30分鐘不要做瑜伽。血液循環過快、血壓過高、筋肉過軟,容易讓身體受傷。

(三) 穿着舒適、有彈力的服裝,最好赤腳練習,以增強腳掌的感知力。

(四) 把握體位法的緩慢過程和全身移動的感覺,比完成姿態更重要。

(五) 練習時注意力要集中,用心去體會身體伸展時產生的感覺,這樣才能達到身體和精神的放鬆。這樣不但會覺得容易學習且效果更佳。

(六) 呼吸要求

1. 全程都用鼻子呼吸:鼻毛可過濾不清潔的空氣和有害細菌,也可安定神經,讓身體更健康。

2. 動作須緩慢進行並與呼吸保持一致。呼吸頻率不平穩時,可以保持姿勢、調勻呼吸再繼續進行。倉促進入另一個姿勢,不但達不到效果,反而會產生不良反應。

3. 呼氣與吸氣講求綿軟而細長,但也不能因過長而導致呼吸

吃力，要在感覺到舒適的前提下逐漸增加呼吸的空氣量；在一呼一吸之間的停頓要保持適度，以不感到憋氣不適爲標準。

（七）動作要求

1. 每次不要從頭至尾只做一種體位法：爲了治腰痛祇做一種姿勢，只會讓腰痛更嚴重。

2. 緩慢的完成動作，防止肌肉拉傷。每次練習後，記得要做「屍解體位」放鬆。

3. 若有左右兩邊的姿勢，記得兩邊做的次數要一樣。不能只做一邊。

4. 完成每個姿勢時須靜止不動、放鬆全身，保持此姿勢做調息（一呼一吸爲１次），5次以上再還原。

（八）練瑜伽一定要持之以恆，才能收到效果。

（九）其他注意事項：

1. 身體極度疲勞、嚴重睡眠不足時，建議先休息後再練習。

2. 身體有創傷、未治癒者不宜練習。

3. 心臟病、高血壓避免做倒立和體力消耗大的姿勢。

4. 孕婦避免做腹部擠壓類動作和體力消耗大的姿勢。

（以上祛病養生篇內均有特別提示）

8 我從沒嘗試過瑜伽，身體不够靈活，可以練習嗎？

　　許多不熟悉瑜伽的人們認為只有身體足夠靈活的人才可以練瑜伽，實際上，瑜伽是任何人、任何年齡和身體狀況的人都可以練習的。做瑜伽的目的不是強迫身體做出各種高難度動作，只要根據身體狀況選擇適合自己的姿勢，配合呼吸，在自己的限度範圍內緩慢的伸展即可。它可以幫助你提高身體各部位的柔韌度和活動範圍，恢復身體所有機能的通暢。

　　瑜伽也是循序漸進的，各種姿勢有不同的難度。

　　剛開始接觸瑜伽時可能會覺得吃力，但你只要用正確的方法盡力去做，就會100％的受益，過一段時間之後你甚至會驚嘆於瑜伽帶給自己身體的變化。

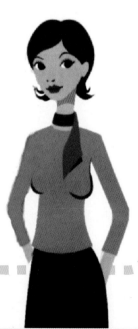

第二章
瑜伽呼吸法及放鬆術

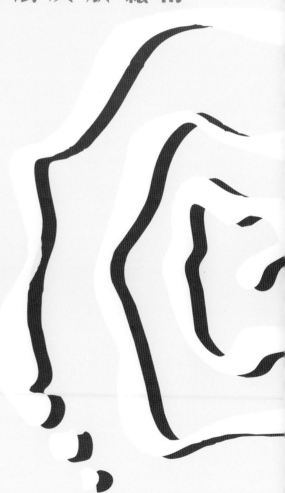

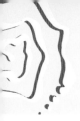

第一節　呼吸法的祕訣

　　呼吸是聯繫生理和心理的橋梁，是了解生理狀況和心理狀況的窗口。正常的呼吸是人身心健康的基礎，也是瑜伽修練的靈魂。現代人偏離正確、健康生活的法則越來越遠，於是生理、心理的疾病和問題也越來越多。這種偏離的表現就是呼吸的失衡和紊亂。關注呼吸是矯正、改善這種偏離的最好方法。正如瑜伽所言：

　　改變你的呼吸，就改變了你的身體；
　　改變你的呼吸，就改變了你的心靈；
　　改變你的呼吸，就改變了你的命運。

　　因此，認識呼吸的重要意義和掌握正確的呼吸方法是瑜伽修練的當務之急。

　　根據醫學部門的有關統計，人一天的呼吸次數為二萬五千九百二十次。瑜伽認為，人一生的呼吸量是有一定限度的，呼吸又快又匆忙，人一定早逝。相反呼吸緩慢，猶如在品嘗空氣的人，可獲得長壽。例如，脾氣暴躁的猴子，呼吸頻率極快，壽命不長，而鶴與龜，則以緩慢溫和的長息呼吸法而長壽，自古有千年鶴、萬年龜的說法，足見緩慢呼吸是長壽的關鍵。調整呼吸，是我們生存的基本因素，也

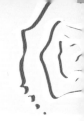

是健康的必要基礎。由肺吸入充足的宇宙能量供給身體，可促進心臟血液循環，並且透過血流將能量送至身體各部位。所以，若想長生，秘訣就是使呼吸自然綿長。能控制呼吸，就能控制生命。

　　古語云：食肉者勇而悍，食穀者慧而夭，食氣者神明而長壽。目前不僅中醫，包括西醫在內的關於健康長壽的理論中，少食和調整呼吸都是重要的內容。

　　所以，要做到呼吸綿長，就要把對呼吸的認識提高到相當的高度來看待。

1 瑜伽全呼吸法

　　瑜伽呼吸法的重點體現在呼吸使用的器官、呼吸的深度和呼吸的節奏上。一般人在不經意間常使用嘴呼吸，而瑜伽呼吸集中在用鼻呼吸的技術上，其重點是集中注意力在呼氣上，以便清潔肺部、排除毒素。一般人的呼吸是較淺的胸式呼吸，這就會造成疲倦和緊張；瑜伽的呼吸是胸式及腹式結合的呼吸法，即全瑜伽呼吸法。

　　這種呼吸法在相同時間內呼吸的空氣量最大，為身體提供的氧氣量最多，在節奏上注意避免急促和勉強，和體位法中的姿勢保持和諧統一，這也是每次瑜伽練習之後感覺身心輕鬆的主要原因之一。

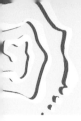

2 瑜伽全呼吸的功效

瑜伽全呼吸不同於淺短的呼吸，它能使宇宙能量充滿整個肺部，供應身體充足的氧氣。

瑜伽全呼吸將體內的廢氣、濁氣、二氧化碳呼出體外。呼吸時，橫膈膜上下移動，猶如溫和地按摩，促進臟腑的血液循環，增強其機能；使面色更好、頭腦輕鬆、心情愉悅、預防感冒、耐力增長等。瑜伽全呼吸法以最少的力得到大量的新鮮空氣，因此，是極其有效的呼吸方法。

3 練習方法

選取隨意的姿勢，仰臥、靜坐、站立均可。雙腳適度分開，雙眼輕閉，一手置於胸部，另一手置於腹部上方。然後用鼻腔進行緩慢、細長的吸氣和呼氣，不可出聲振動或停息。然後加大正常呼吸的過程，當呼氣時，盡量把氣吐盡，分多次吐，然後有意使腹肌向內癟，並溫和地收縮肺部，將氣呼出。然後吸氣吸滿但不可勉強，腹部恢復原狀。當吸氣時會發覺腹壁和肋骨下部向外推出，胸部只有些微移動。這種呼吸是借助橫膈膜的收縮和下壓形成吸氣動作。

每天練習3～5次，每次3～5分鐘。久而久之，這種呼吸會成爲你的呼吸習慣，結合胸呼吸成爲全瑜伽呼吸。堅持一段時間，此呼吸法會自然融入到你的生活中，成爲你呼吸的習慣，並使你從中受益。

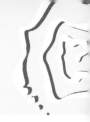

第二節　瑜伽放鬆術

　　醫學臨床表明，人的身心在有意識放鬆的時刻，身上會發生許多奇蹟般的變化。如注意力容易集中和明顯改善，提高腦力勞動的效率，抗疲勞程度增強。因此，無論是國內還是國外，身心自我放鬆術都受到了人們的重視。對那些心事很多、憂慮過度或易興奮激動而較難自控的人來說，要使全身放鬆，特別是使大腦保持清靜、排除所有雜念是較難做到的。

　　但只要能掌握身心鬆靜術的要領，使身心處於一種彼此鬆弛、協調的最佳狀態，達到身心的鬆靜還是不難的。

　　瑜伽放鬆術主要由調身（體位法）、調息（呼吸法）、調心（集中意念）和觀想的方法來加以訓練和引導。

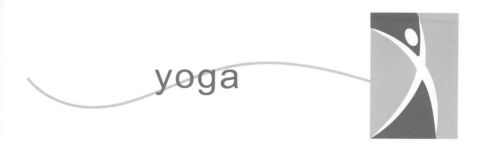

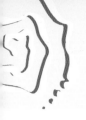

1 瑜 伽 的 觀 想

　　實現積極的想像，首要一點是要調整呼吸，讓自己的心情平靜下來，並把自己的精神能量集中在體內。可借助瑜伽音樂和引導的話語，想像能使自己心情舒暢的自然風景，讓紛繁複雜的心情和思緒慢慢地沉靜下來。觀想可以幫助你舒緩緊張、恢復能量。如果每天都能進行觀想練習，會使你具備清晰的思維和深刻的洞察力，這種思維和洞察力能幫助你作出準確判斷，化解生活中的痛苦和煩惱，保持成功者的從容與自信。

瑜伽觀想圖片

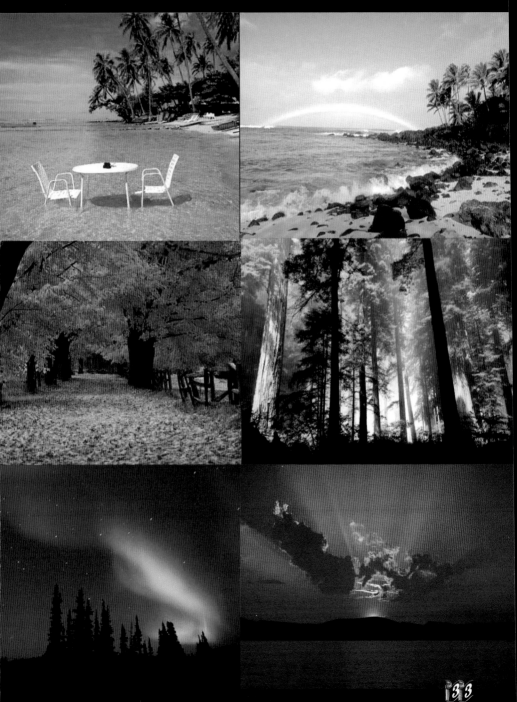

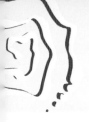

2 瑜伽的冥想

　　所謂冥想就是停止感性和理性的大腦皮質作用，而使自律神經呈現活絡狀態。簡單的說，就是停止意識對外的一切活動，而達到「忘我之境」的一種心靈自律行為。這不是要消失意識，而是在意識十分清醒的狀態下，讓潛在意識的活動更加敏銳與活躍，進而與另一次元的宇宙意識波動相連接。

　　冥想原本是宗教活動（如瑜伽）中的一種修心行為，但現今已廣泛的被運用在許多心靈活動的課程中。

　　以研究超導體而獲得諾貝爾物理學獎的英國人布萊恩·佐瑟夫遜，也是藉由冥想收取心靈訊息的人，他曾說過：「以冥想開啟直覺，可獲得發明的啟示。」

瑜伽冥想姿勢

1 雷電坐（日式跪坐）

功效：促進消化，治療胃部疾病，
鍛鍊骨盆肌肉，故可以增強
性控力，防止疝氣，也是極
佳的產前練習。

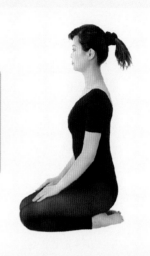

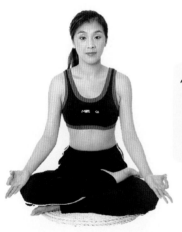

2 單蓮花坐

功效：使神經系統充滿活力，心靈
平和。
注意：坐骨神經痛和骶骨感染者不
宜做。

3 雙蓮花坐

功效：使神經系統充滿活力，心靈
平和。
注意：坐骨神經痛和骶骨感染者不
宜做。

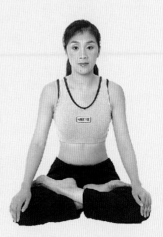

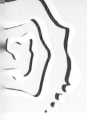

3 瑜伽冥想的方法

　　冥想的方法很多，有坐禪的冥想，也有站立姿勢的冥想，甚或舞蹈式的冥想。還有，祈禱也是冥想，讀經或念誦題目也是冥想的一種。其關鍵是必須使全身的肌肉、細胞以及血液循環等作用都緩慢下來。採用何種冥想方法，關鍵是要適合自己。凡是能夠停止低我意識（左腦意識）的活動，達到「無」心的狀態就可以。如果採用不合乎自己的冥想法時，不但有痛苦，而且還會白費心力，最後只有帶來身心的疲勞。不過，這種合乎自己的冥想法只能靠自己的感性來判斷，別無它法。

　　《腦內革命》的作者春山茂雄認為，看一部自己喜歡的電影、聽聽最喜歡的音樂（古典、爵士）或是興奮地計劃自己的末來，都可以算是冥想的方式。

　　讓我們藉由瑜伽冥想的方式來感受身體的奇蹟，去體會安定愉快、心曠神怡的感覺吧。

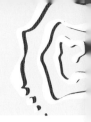

4 瑜伽完全自然呼吸法

　　下面介紹瑜伽完全自然呼吸法。它不僅能有效地清理我們身體內部的毒素、培補生命的元氣，對心靈的寧靜、身體的放鬆、專注力的提高都有卓著的成效。

　　跏趺而坐，臀部略微墊高兩寸左右，保持身軀端直而且心念清明警覺。兩手舒適地放在膝上，兩眼輕閉或微開一綫，凝視鼻端。

　　將心意專注於你的呼吸。方法是：照平時一樣的一呼一吸，絲毫不要用力，只是將心意集中在這呼出、吸入上，保持對這呼吸的警覺。你呼吸有時深，有時淺，沒關係，只管自自然然地呼吸去。惟一的一點是，你在深呼吸時，心中須明瞭這些是深呼吸，淺呼吸時也須明瞭這些是淺呼吸。總而言之，就是將你的心力集中在呼吸上，使你對它的變化無不了然於心，忘掉你周圍的環境及其他一切事物，這樣試練15~30分鐘。

　　開頭的時候，你會發現全神貫注在呼吸上並不容易。你會奇怪你的心怎麼這樣亂跑，它就是不肯停下來。思緒紛飛，有時你越想靜下來，反而越靜不下來。此時你千萬不要失望，要知道此時的心態就好像是皮球，你對它的壓力越大（想靜下來），它反彈的力量就越大。

　　但是，如果你持續不停地練習，每天早晚各一次，每次

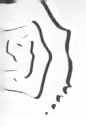

15～30分鐘，慢慢你的心就會集中到呼吸上了。進而深入練習，你就會體驗到一剎那的定境，你的心意完全貫注在呼吸上，連近身的聲音也充耳不聞，一時外境俱泯。這一短時間的體驗是一種了不起的經驗，它使你內心充滿了喜悅與寧靜。但願你能繼續保持它。

但是，這時你還做不到這一點，不過，只要你經常不停的練習，這種經驗可以一次又一次地發生，而每次的時間也會逐漸加長。這時，你身體的健康會恢復到很好的狀態，你的心靈會充滿寧靜、喜悅和睿智。

這個念念不離對呼吸照觀的瑜伽修習方法，是最簡單、也是最深奧的方法，是一切修養的基礎。它使你的注意力集中，從而具備深刻的洞察力，這種洞察力能幫助你化解生活中的痛苦和煩惱，了解生命的真相。除了這些，呼吸的練習更有立竿見影的功效，它對你的健康大有好處：能增進你的睡眠，鬆弛緊張的身心，提高工作效率。它能使你寧靜安詳，更有生命的魅力。即使在你精神緊張或興奮的時候，如果能練習幾分鐘的瑜伽呼吸法，你就會馬上覺得安靜平定下來了，好像在一段休息之後剛剛覺醒一樣。

第三章
根除陋習

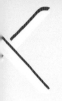

1 戒酒

　　酒進入人體內能加快血液循環，擴張血管，尤以擴張內臟血管最爲顯著。患前列腺炎，特別是急性前列腺炎時，應絕對禁酒，以免使炎症擴散，引起其他的連鎖反應。對原有慢性前列腺炎和前列腺肥大的患者來說，大量飲酒是非常有害的，因大量飲酒能損害人體的防禦機能。如，使人體維生素缺乏，降低呼吸道的防禦功能，損害肝臟及腎臟，引起貧血等，使細菌、病毒及其他微生物容易入侵，促使感染和舊病復發的機會大大增加，因此，慢性前列腺疾病患者應愼飲酒。人的生殖細胞對菸、酒、咖啡因中的有害物質特別敏感。

　　研究表明，吸菸是誘發癌症的主要原因之一。每天吸菸30支的男性，其精子存活率只有49%。經常過量飲酒，會引起胃腸損害、肝腎損害，男子精子活力降低或發育不全，孕婦造成胎兒畸形。長期飲用咖啡的人，神經系統會受到損害，極易造成失眠。

2 戒菸

　　菸草是一種茄科植物，也是含生物鹼最多的植物之一。吸菸所產生的菸霧中有大量有害成分，主要有尼古丁、焦油、氫氰酸、一氧化碳等，會使機體自身識別、消滅和清除抗原異物的生理功能降低。長期吸菸的人，機體的免疫力降低，容易受到有害微生物的侵害，前列腺便可能是其中的受害器官之一。另

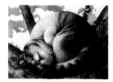

外，由於慢性前列腺炎病程長，容易復發，治療起來比較困難，對不吸菸者來說，在正常情況下某些細菌不會引起舊病復發，而對吸菸者來說，由於自身的免疫力已受到了破壞，就比較容易引起慢性炎症的急性發作。

3 戒賭博

　　賭博之所以有害於一個人的身心健康，是因爲賭博本身是一種強烈刺激。長期進行賭博，可使中樞神經系統長期處於高度緊張狀態，容易引起激素分泌增加，血管收縮，血壓升高，心跳和呼吸加快等，會增加心血管疾病的發病率，還會患消化性潰瘍和緊張性頭疼。

4 忌睡懶覺，久坐少動

　　睡懶覺使大腦皮層抑制時間過長，天長日久，會引起一定程度人爲的大腦功能障礙，導致理解力和記憶力減退，還會使免疫功能下降，擾亂機體的生物節律，使人懶散，產生惰性，同時對肌肉、關節和泌尿系統也不利。

　　另外，懶惰造成血液循環不暢，全身的營養輸送不及時，還會影響新陳代謝。由於夜間關閉門窗睡覺，早晨室內空氣混濁，戀床很容易造成感冒、咳嗽等呼吸系統疾病的發生。久坐，不運動，會影響消化系統，造成消化不良、腹脹、便秘、痔瘡等疾病。還會影響血液循環，使消化功能減弱，影響全身各臟腑器官的供養，使其功能降低，免疫力下降，身體排泄的毒物堆積，對身體健康造成危害。

　　專家建議：能出去活動就不要在家呆着，能走路就不要騎自行車，能騎自行車就不要坐車，總之，能運動就運動。

5 忌沐浴時間過長

在自來水中，氯仿和三氯化烯是水中容易揮發的有害物質。由於在沐浴時水滴有更多的機會和空氣接觸，從而使這兩種有害物質釋放很多。據收集到的數據顯示，若用熱水盆浴，只有25％的氯仿和40％的三氯化烯釋放到空氣中；而用熱水沐浴，釋放到空氣中的氯仿就要達到50％，三氯化烯高達80％。

6 避免生活過度緊張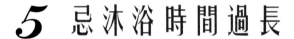

現代社會競爭壓力越來越大。壓力過大會使人的神經系統功能失調，內分泌紊亂，出現疲勞感、食慾不振、睡眠不佳等不健康症狀。從事腦力勞動和做生意的一些中青年人，由於他們在心理上的競爭欲強，在生理和心理方面皆承受着巨大的壓力。過度的腦力和體力勞動後，隨之而來的是抗疲勞和防病能力的減弱，進而可能引發多種疾病。如果男性背着種種精神包袱生活，可能抑制內分泌功能，影響體內生物胺，使神經傳遞及性腺激素釋放受阻，從而抑制睪酮的正常產生，結果導致不育。

7 合理飲食

很多人有了東西不會吃，反而吃出病來。人體所需營養素有一定的比例關係，不能盲目地隨心所欲地過食或偏食。偏食造成某些營養成分過剩，另一些營養成分不足，營養缺乏會造成水腫以及貧血、夜盲、腳氣病、糙皮病、壞血病、佝僂病等一系列疾病。而且食物中缺乏鈣、磷、鋅和維生素等物質，會影響到精子的質量和數量，有可能導致不育。

平衡膳食：

堅持以穀類、豆類、甘薯作為膳食主體，粗細纖維食物搭配得當；減少肉食的攝入，少食脂肪，特別是避免動物脂肪；盡量以玉米油、橄欖油與葵花籽油取代動物性脂肪，能讓你兼顧美麗與健康。

新鮮蔬菜和水果：

因新鮮蔬菜和水果含有許多重要的防癌營養成分，多吃富含維生素A、C、E的新鮮蔬菜和水果能降低患多種常見癌症的危險性，特別是深色葉菜類以及胡蘿蔔和番茄；每日飲食中要含有約20克纖維，這樣可以少吸收90卡路里熱量。富含纖維的食品是水果、蔬菜和一些豆類食品。

食物要新鮮：

食物儲藏要防霉，不吃發霉食物；烹調方法要科學，少吃鹽及醃製食品，不吃煙燻、火烤、油炸、燒焦和過燙的食物。

多多飲水：

在吃飯時適量喝湯會使您的腸胃長時間感到滿足。水還可以清除代謝廢物，防止腫脹。最好每天喝6～8杯水（約2升）。還應吃大量的蔬菜和水果。這樣可以獲得更多的維生素和礦物質，及時彌補水分的不足。

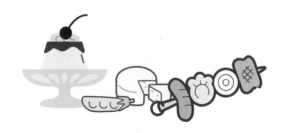

8 忌不良飲食習慣

飽食

容易引起記憶力下降，思維遲鈍，注意力不集中，應激能力減弱。經常飽食，尤其是過飽的晚餐，因熱量攝入太多，會使體內脂肪過剩，血脂增高，導致腦動脈粥樣硬化。還會引起一種叫「纖維芽細胞生長因子」的物質在大腦中數以萬倍增長，這是一種促使動脈硬化的蛋白質。腦動脈硬化的結果會導致大腦缺氧和缺乏營養，影響腦細胞的新陳代謝。經常飽食，還會誘發膽結石、膽囊炎、糖尿病等疾病，使人未老先衰，壽命縮短。

吃太鹹的食物

鈉在人體內滯留，容易形成或加重高血壓和心臟病。

空腹吃糖

越來越多的證據表明，空腹吃糖的嗜好時間越長，對各種蛋白質吸收的損傷程度越重。由於蛋白質是生命活動的基礎，因而長期的空腹吃糖，更會影響人體各種正常機能，使人體變得衰弱以致縮短壽命。

飯後即睡

飯後即睡會使大腦的血液流向胃部，由於血壓降低，大腦的供氧量也隨之減少，造成飯後極度疲倦，易引起心口灼熱及消化不良，還會發胖。如果血液原已有供應不足的情況，飯後倒下便睡，這種靜止不動的狀態，極易招致中風。

不吃早餐

不吃早餐的人通常飲食無規律，容易感到疲倦，頭暈無力，天長日久就會造成營養不良、貧血、抵抗力降低，並會產生胰、膽結石。

第四章
基礎體位法

第一節　瑜伽體位法的基本分類

　　瑜伽常用的姿勢有８４種，經過數千年來歷代大師的創新，瑜伽的各種姿勢已發展到８４０００多種。掌握如此眾多的姿勢對普通瑜伽練習者來說是不可能也沒有必要的。瑜伽的基本動作無非下面七大類，讀者在練習一段瑜伽體位法之後再回過頭來看筆者的總結，或許會有相同的感受。

一.　身體仰臥，練習屍解式、上伸腿、蹬自行車、船式、楊式等；

二.　身體俯臥，練習放鬆、貓伸展、虎式等；

三.　身體前俯，練習雙腿背部伸展式、單腿交換伸展式、蝴蝶式等；

四.　身體反曲，包括眼鏡蛇式、弓式、蛙式和輪式；

五.　倒立姿勢，練習肩倒立和犁式；

六.　身體直立，練習身體平衡和左右前後彎曲姿勢，包括樹式、三角式等；

七.　身體扭曲，包括腰轉動、脊柱扭動、腰軀轉動等。

第二節　預備操練

1 腿部練習

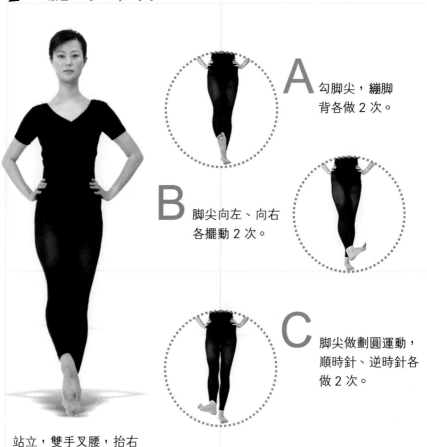

A 勾腳尖，繃腳背各做 2 次。

B 腳尖向左、向右各擺動 2 次。

C 腳尖做劃圓運動，順時針、逆時針各做 2 次。

站立，雙手叉腰，抬右腿，保持大腿不動。

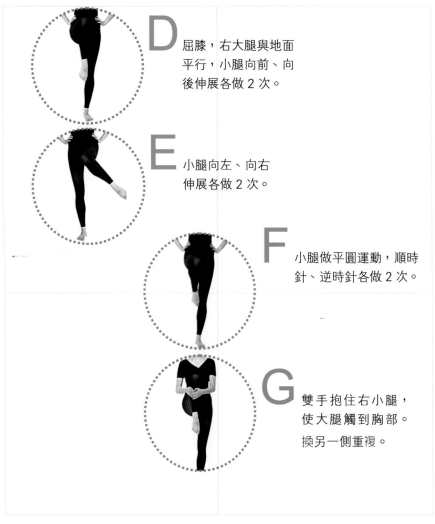

D 屈膝，右大腿與地面平行，小腿向前、向後伸展各做 2 次。

E 小腿向左、向右伸展各做 2 次。

F 小腿做平圓運動，順時針、逆時針各做 2 次。

G 雙手抱住右小腿，使大腿觸到胸部。換另一側重複。

功效：做體位法前的準備活動，放鬆腿部、髖部，增強平衡能力。

2 眼部練習

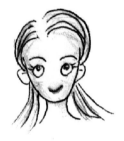

A 睜大雙眼，依次注視兩眉中心、平視、注視鼻尖各15秒，重複 2 次。

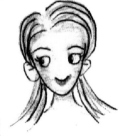

B 睜大雙眼，眼球轉向左邊、右邊各15秒，重複 2 次。

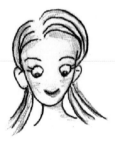

C 睜大雙眼，順時針、逆時針各轉動眼球 8 次。

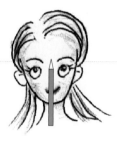

D 拿一支筆，把手臂伸直，雙眼注視筆尖，慢慢拿近筆至鼻前，然後又慢慢再把手臂伸直，眼睛始終注視筆尖，重複20次。閉目休息。

功效：防治近視眼，減輕眼部疲勞，提高視力。

普通人修練瑜伽體位法的好處

　　普通人在日常生活中，身心承受焦慮和苦痛的折磨，容易致使多種疾病纏身。透過瑜伽的修練，可把人的愚昧無知變成智慧，疾病痊癒，身心一年比一年健康。一般人通過修練 瑜伽，可以使個體由修練得到身體的健康和心情的舒暢。以下就是許多瑜伽功練習者修練瑜伽功的體會：

一. 提高身體的敏感度和協調性，增強各臟器功能，延緩衰老。

二. 放鬆僵硬的肌肉和關節，減輕原有的疼痛。

三. 增強身體力量，提高機體免疫力，預防多種疾病。

四. 降低精神壓力，心情放鬆，有助睡眠。

五. 釋放能量，減少多餘脂肪。使身體勻稱、挺拔、健美。

六. 增加血循環，提高血氧含量。使頭腦清醒，注意力集中，對事物的認知敏銳。

　　以下介紹22種瑜伽經典體位法，你可以根據自己的喜好，挑選一些適合自己的動作，編排成組，進行每天的練習，每次練習不宜超過12個，記得做完每個動作要休息 1 分鐘，做完一組動作要做屍解式 5 分鐘，放鬆全身。

第三節 瑜伽經典體位法（22式）

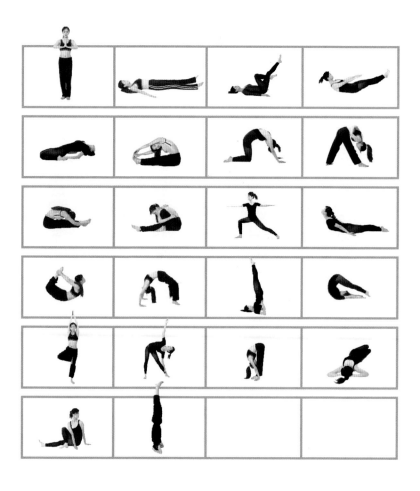

1 拜日式 (Surya Namaskara)

A

雙腿併攏直立,兩手自然垂於兩側。深吸一口氣,然後呼出,雙手在胸前合十。

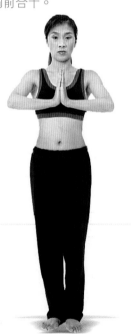

B

吸氣,雙臂向上伸展,向後彎腰,上身儘可能反屈,但以適度為宜。

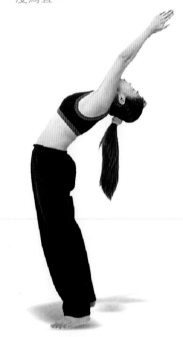

功效:這是一組由22個姿勢組成的預備動作,能初步活動身體主要部位,煥發精神,為接下來的其他姿勢做準備。在實際訓練中,也可以不從這一姿勢開始,不必強求。這12個動作的每一個導致不同的脊椎運動,並和呼吸活動保持和諧,使人感覺如沐陽光,精神為之一振。

C 向前深俯彎腰,同時呼氣,兩手手掌向下貼地,分別位於腳兩側,臀部盡量提高,屏住呼吸,保持這個姿勢 6~8秒鐘。做這個動作千萬不要勉強,更不要強迫自己極力屈體,以免拉傷身體。必要時可屈膝,以便好讓掌心貼地。

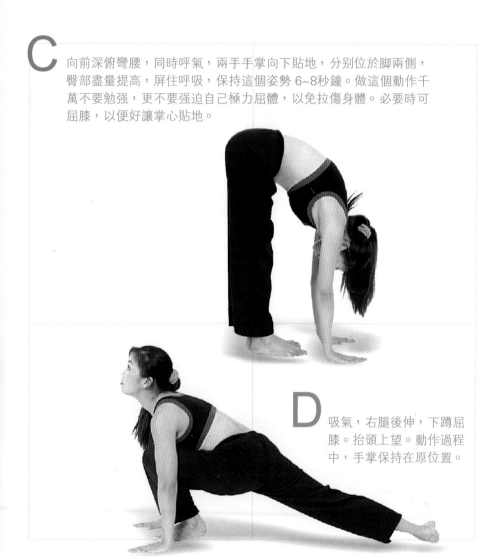

D 吸氣,右腿後伸,下蹲屈膝。抬頭上望。動作過程中,手掌保持在原位置。

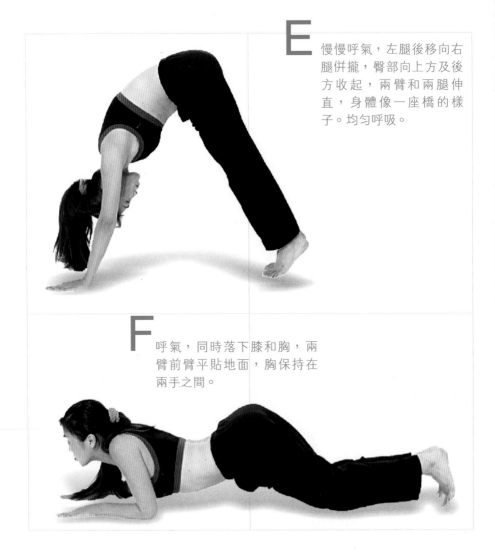

E 慢慢呼氣，左腿後移向右腿併攏，臀部向上方及後方收起，兩臂和兩腿伸直，身體像一座橋的樣子。均勻呼吸。

F 呼氣，同時落下膝和胸，兩臂前臂平貼地面，胸保持在兩手之間。

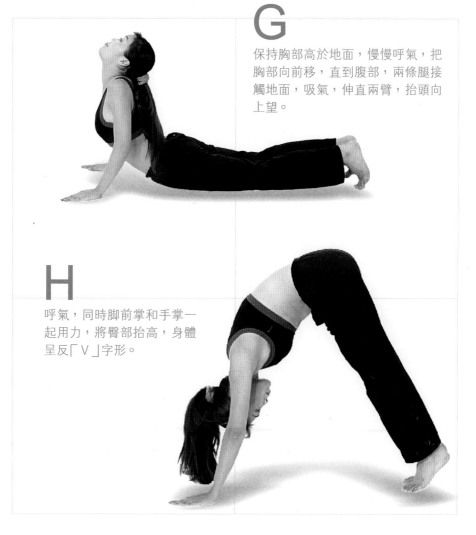

G

保持胸部高於地面，慢慢呼氣，把胸部向前移，直到腹部，兩條腿接觸地面，吸氣，伸直兩臂，抬頭向上望。

H

呼氣，同時脚前掌和手掌一起用力，將臀部抬高，身體呈反「Ｖ」字形。

I

一邊吸氣，一邊彎曲左腿，並將左腳伸向前邊。向上看，胸部前挺，脊柱呈凹拱形。

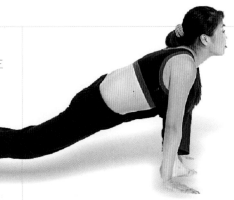

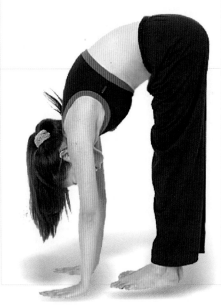

J

保持兩掌放在地板上，慢慢呼氣，將右腳收回在左腳旁邊，低下頭，伸直雙膝。兩手掌、腳掌向下貼地，臀部盡量提高。

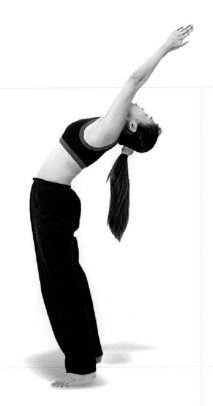

K 吸氣，身體慢慢直立起來，雙臂和背部向後彎，挺胸，上身呈弧形，雙腳併攏。

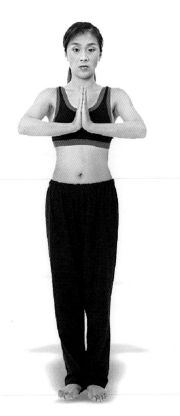

L 吸氣，慢慢回復到開始的姿勢，兩掌在胸前合十。

2 仰 臥 放 鬆 功 (Shavasana)

A　仰臥，兩臂自然放在身體
外側，掌心向上，兩腳自
然分開，閉目，徹底放鬆
全身。

B　意守呼吸至少5分鐘。疲勞
時也可延長時間。

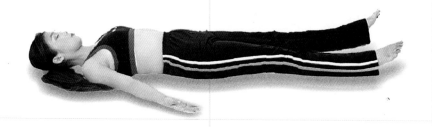

功效：仰臥放鬆姿勢在瑜伽課程練習前和結束後都要練習5分
鐘左右，因此，是很重要的一個姿勢。它可以令人處於
最大的鬆弛狀態，消除精神緊張，治癒神經衰弱，恢復
全身能量，產生和平安詳的感覺。因此，在進行冥想和
就寢時也都可以採用這個姿勢。

3 蹬自行車式 (Leg Cycling)

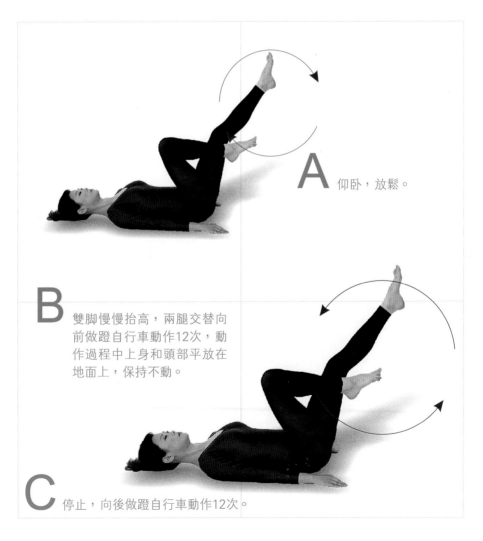

A 仰臥,放鬆。

B 雙腳慢慢抬高,兩腿交替向前做蹬自行車動作12次,動作過程中上身和頭部平放在地面上,保持不動。

C 停止,向後做蹬自行車動作12次。

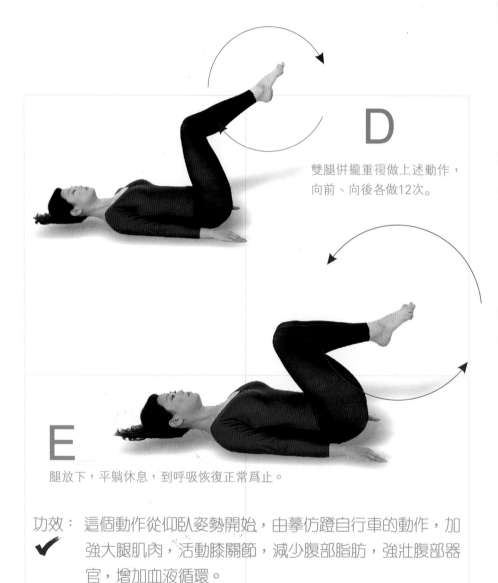

D

雙腿併攏重複做上述動作，
向前、向後各做12次。

E

腿放下，平躺休息，到呼吸恢復正常爲止。

功效： 這個動作從仰臥姿勢開始，由摹仿蹬自行車的動作，加
強大腿肌肉，活動膝關節，減少腹部脂肪，強壯腹部器
官，增加血液循環。

4 船 式 (Naukasana)

A 仰臥，兩腿伸直，兩臂
平放體側，掌心向下。

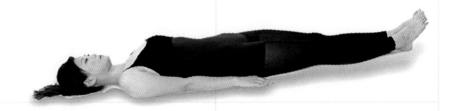

✔ 功效：這個動作從仰臥姿勢開始，頭腳兩頭抬起，形成船形。
這個動作促進腸道蠕動，改善消化功能；同時鍛鍊腹
部、背部肌肉，對於久坐和腰背無力的人群有極大的好
處。

B 吸氣，同時將頭、上半身、兩腿和雙臂全部抬離地面，頭
和腳離地 25~50 公分。雙臂應向前伸直與地面平行。

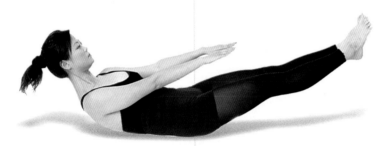

C 蓄氣不呼並盡量長久地保持這個
姿勢，但以不勉強費力爲度。

D 慢慢呼氣，同時慢慢將雙腿和軀幹放回
地面；放鬆全身。重複做此練習 6 次。

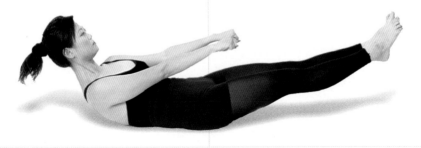

5 榻式 (Paryankasana)

A 日式跪坐開始，兩腳向兩側分開，兩膝併攏，臀部放在兩腳之間。

B 呼氣，同時手扶雙腳、上身慢慢向後倒並放下，頭頂觸地，挺起胸部和腰部，均勻呼吸，保持 1 分鐘。

C 呼氣，上身平躺，休息幾分鐘。

D 吸氣，慢慢起身。

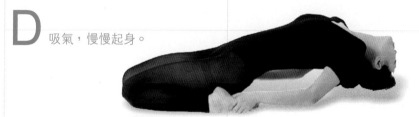

功效：這個動作從跪坐的動作開始，躺下之後與仰臥的姿勢類似，只是雙腿疊壓在身下或體側。這個姿勢鍛鍊頸部肌肉，調整甲狀腺和副甲狀腺，對於因甲狀腺亢進所導致的激動、失眠、心動過速有輔助治療效果。腿部肌肉拉伸緊繃，可使雙腿修長健美。

6 扭背雙腿伸展式 (Parivrtta Paschimottanasana)

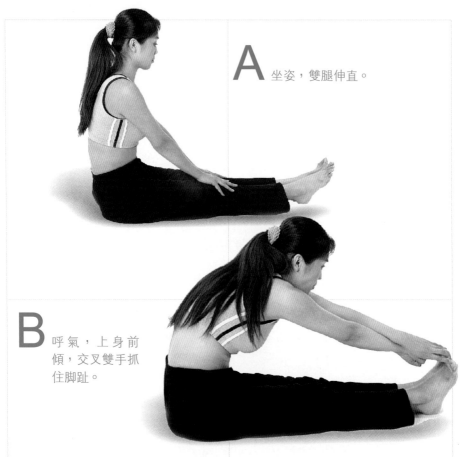

A 坐姿，雙腿伸直。

B 呼氣，上身前傾，交叉雙手抓住腳趾。

功效： 治療預防背痛，加強性功能，增強性控力，治療陽痿。
補養雙腎。

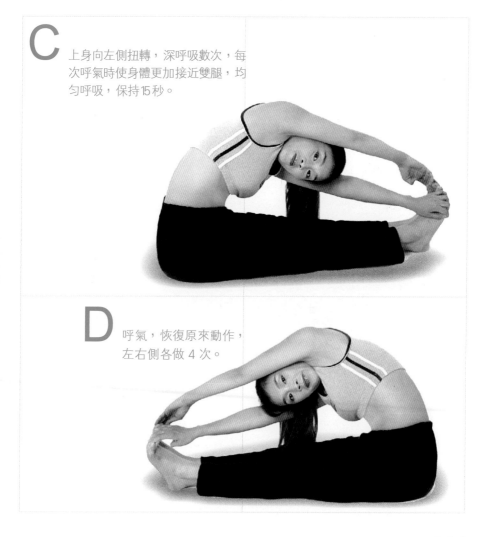

C 上身向左側扭轉，深呼吸數次，每次呼氣時使身體更加接近雙腿，均勻呼吸，保持15秒。

D 呼氣，恢復原來動作，左右側各做 4 次。

7 貓伸展式 (Marjariasana)

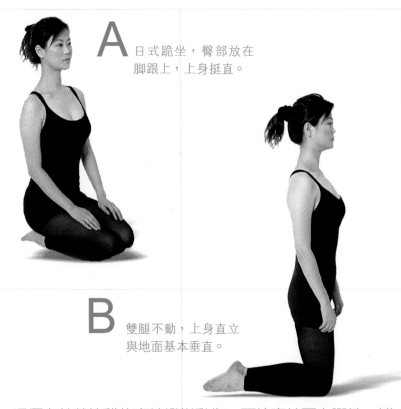

A 日式跪坐，臀部放在
　　脚跟上，上身挺直。

B 雙腿不動，上身直立
　　與地面基本垂直。

功效：這個姿勢摹仿貓的脊柱彎拱動作，可使脊柱更有彈性，補
養和增強神經系統，改善血液循環，消除腹部多餘脂肪，
增強消化功能。對於月經期間的婦女可以消除月經痙攣，
治療白帶過多和月經失調。產後做可幫助子宮復位。

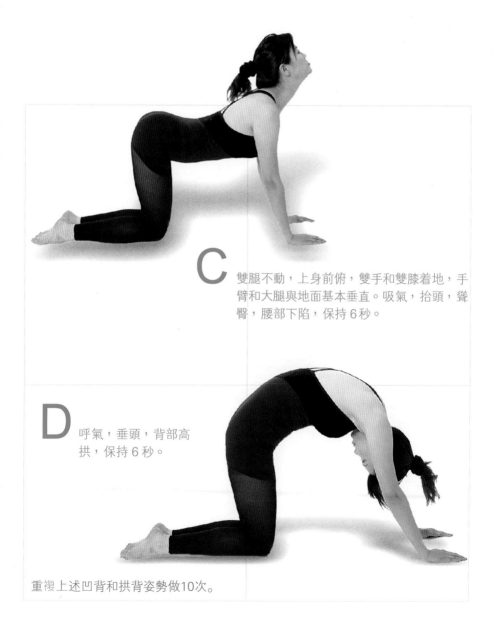

C 雙腿不動，上身前俯，雙手和雙膝着地，手臂和大腿與地面基本垂直。吸氣，抬頭，聳臀，腰部下陷，保持 6 秒。

D 呼氣，垂頭，背部高拱，保持 6 秒。

重複上述凹背和拱背姿勢做10次。

8 加 强 側 伸 展 式 （Parsvottanasana）

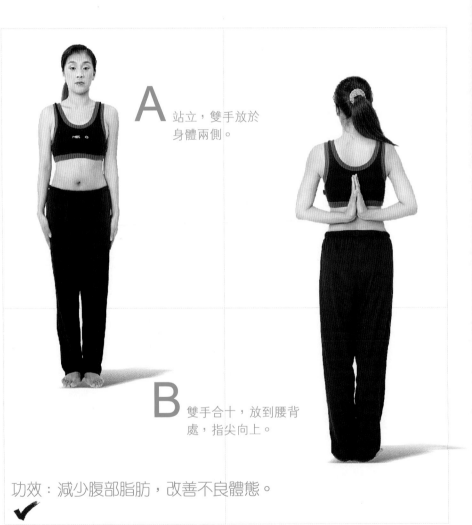

A 站立，雙手放於身體兩側。

B 雙手合十，放到腰背處，指尖向上。

功效：減少腹部脂肪，改善不良體態。

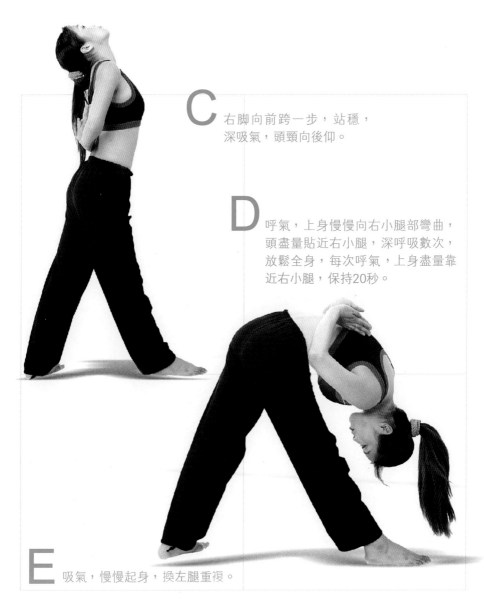

C 右脚向前跨一步，站穩，深吸氣，頭頸向後仰。

D 呼氣，上身慢慢向右小腿部彎曲，頭盡量貼近右小腿，深呼吸數次，放鬆全身，每次呼氣，上身盡量靠近右小腿，保持20秒。

E 吸氣，慢慢起身，換左腿重複。

9 雙腿背部伸展式 (Pash chimottanasana)

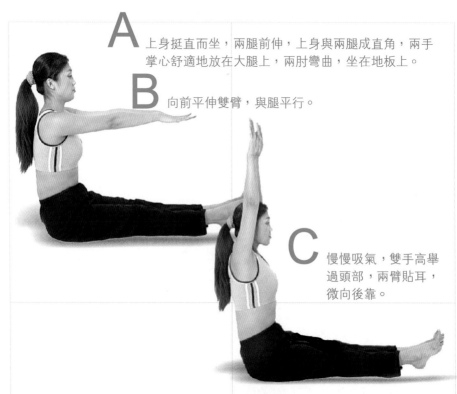

A 上身挺直而坐，兩腿前伸，上身與兩腿成直角，兩手掌心舒適地放在大腿上，兩肘彎曲，坐在地板上。

B 向前平伸雙臂，與腿平行。

C 慢慢吸氣，雙手高舉過頭部，兩臂貼耳，微向後靠。

功效：這是男性強健性功能的一個經典動作。它透過拉伸延展背部，擠壓體內的胃、肝、腎、脾和腸子，改進消化和排泄，對治療痔瘡、便秘和腎臟、肝臟的毛病都有益處。身體前傾壓低，使心臟得到按摩，有助於調整腦下垂體。向骨盆輸送額外的充氧血液，從而使子宮、膀胱和前列腺充滿活力，可治療陽痿，加強性功能。

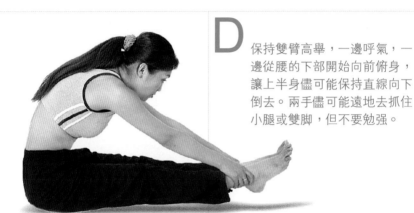

D

保持雙臂高舉，一邊呼氣，一邊從腰的下部開始向前俯身，讓上半身儘可能保持直線向下倒去。兩手儘可能遠地去抓住小腿或雙腳，但不要勉強。

E

兩肘向外和向下彎曲，借此將軀幹拉近你的雙腿；以拉到舒適爲限。低頭儘可能的靠近雙膝。

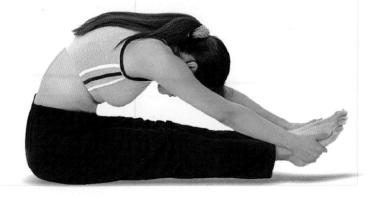

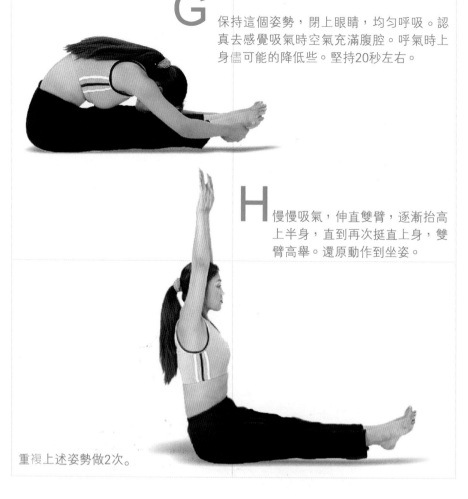

G 保持這個姿勢，閉上眼睛，均勻呼吸。認真去感覺吸氣時空氣充滿腹腔。呼氣時上身儘可能的降低些。堅持20秒左右。

H 慢慢吸氣，伸直雙臂，逐漸抬高上半身，直到再次挺直上身，雙臂高舉。還原動作到坐姿。

重複上述姿勢做2次。

10 聖哲瑪里琪第一式 (Marichyasana)

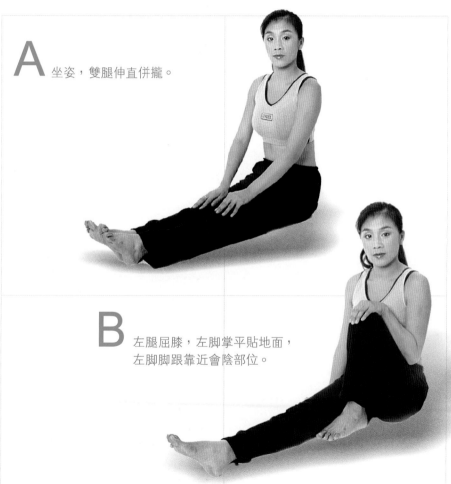

A 坐姿，雙腿伸直併攏。

B 左腿屈膝，左腳掌平貼地面，左腳腳跟靠近會陰部位。

功效：治療支氣管炎或腸胃病，減少腹部脂肪，使身體修長。

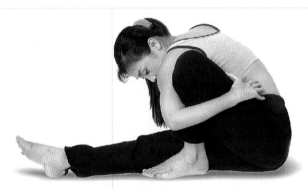

C 呼氣，左肘套住左膝，雙手背後相握，身體前傾，
頭盡量靠近右膝，均勻呼吸，每次呼氣時身體盡量
向下，保持 10 秒。吸氣，起身，恢復到原位。

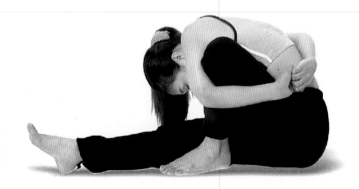

左右側各做2次。

11 戰士第二式 (Virabhadrasana)

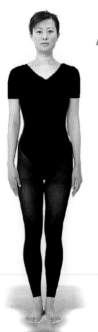

A 站立，兩手放於身體兩側。

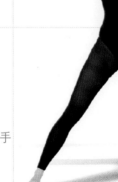

B 右腿向右跨一大步，吸氣，手臂側平舉，雙手手心向下。

注意：心臟衰弱患者不宜。

功效：減少腹部脂肪，增加平衡功能，消除疲勞。

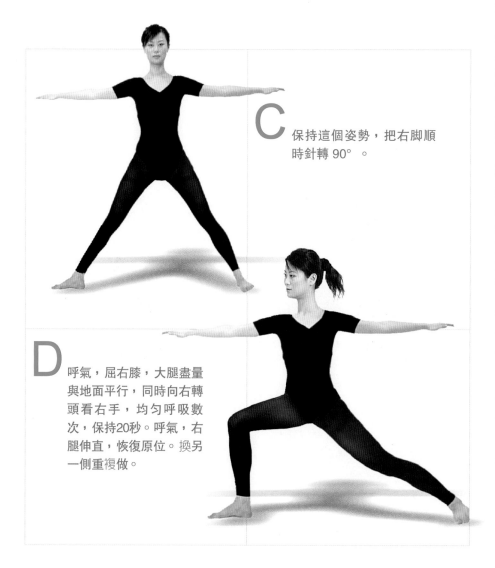

C 保持這個姿勢，把右脚順
時針轉 90°。

D 呼氣，屈右膝，大腿盡量
與地面平行，同時向右轉
頭看右手，均勻呼吸數
次，保持20秒。呼氣，右
腿伸直，恢復原位。換另
一側重複做。

12 眼鏡蛇式 (Bhujangasana)

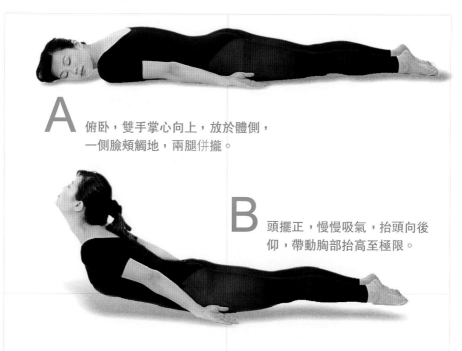

A 俯臥，雙手掌心向上，放於體側，
一側臉頰觸地，兩腿併攏。

B 頭擺正，慢慢吸氣，抬頭向後
仰，帶動胸部抬高至極限。

注意：甲亢、疝氣、胃潰瘍、脊柱錯位患者不宜做。

功效：眼鏡蛇式是一個在俯臥情況下挺起上身的背彎曲姿勢，彎
曲的身形像蛇。保持這一姿勢，深層和表層的背肌和腹肌
得到調和和強化。這是一個非常經典的瑜伽動作，它提高
了脊椎的柔韌性，刺激脊椎兩側的重要穴位，對全身均有
好處。特別是強腎臟和生殖器官，糾正女性月經失調，按
摩脊柱及神經，調節各腺體分泌，使全身得到滋養。

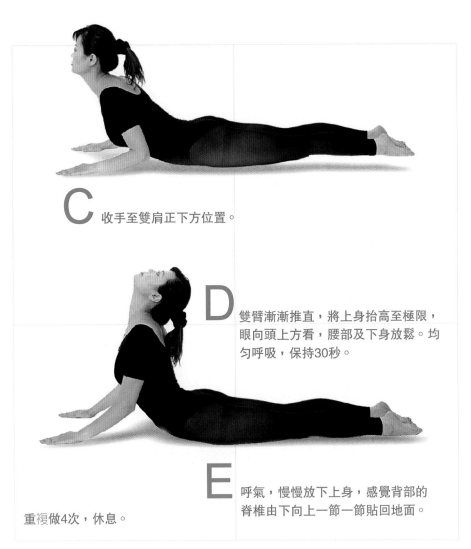

C 收手至雙肩正下方位置。

D 雙臂漸漸推直，將上身抬高至極限，眼向頭上方看，腰部及下身放鬆。均勻呼吸，保持30秒。

E 呼氣，慢慢放下上身，感覺背部的脊椎由下向上一節一節貼回地面。

重複做4次，休息。

13 弓式 (Danurasana)

A 俯臥，兩腿伸直併攏。兩臂靠近體側伸
直平放，掌心向上，正常呼吸。

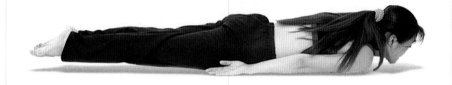

注意：甲亢、疝氣、胃潰瘍、脊柱錯位患者不宜做。

功效：這個姿勢幾乎可以鍛鍊全身的肌肉，包括背部肌肉群，

胸部和腹部肌肉，並且腿、臂、喉、頸、顎緣肌肉都得
到伸展和強壯。身體內部器官包括肝臟、腎臟和膀胱得
到按摩，獲得更多的血液供應，有助於治療腸胃失調、
消化不良和肝臟的毛病。它可以消除由於疲勞所造成的
後背疼痛。弓式練習還能刺激內分泌系統所有腺體，對
於腎上腺、甲狀旁腺、腦下垂體及性腺都有很好的影
響，間接起到延緩衰老的作用。對於關節、脊柱、肺
部、胸部和腹部疾病，也有療效。

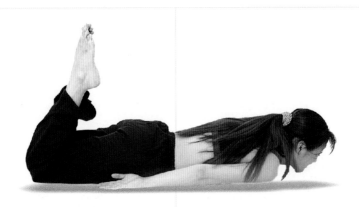

B 屈膝,腳跟盡量接近臀部。左右
兩手分別抓住同側腳踝或腳趾,
兩個膝蓋和腳踝互相靠攏。

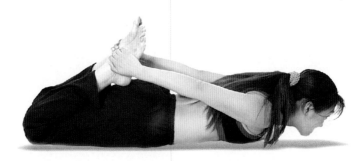

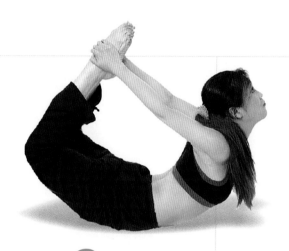

C 深深吸氣，頭部盡量向後抬起，下肢也同樣向上拉起，屏住呼吸，保持10秒。動作要注意緩慢、柔和。向後拉到力所能及的最大限度。如果可能的話，踝骨可以併攏。

D 呼氣，同時頭和胸部向地面放下，用一側面頰貼地。

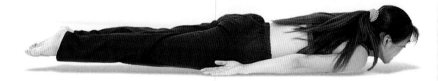

休息10秒鐘再次重複1次。爲增加難度可以前後晃動，效果更佳。

輪 式 (Chakrasana)

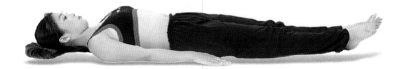

A 仰臥，兩腿伸直併攏，兩手置於體側，掌心向下。

B 雙膝彎曲，使小腿與大腿相接觸，雙手翻轉置於肩旁，與兩肩緊密接觸，手掌貼地，指尖朝向腳的方向。

功效：這個姿勢以倒轉伸張的方式，調整脊椎整體功能，使脊椎富有彈性。滋養和增強腹部各肌肉，強化各臟腑的功能。強化胸部，健腰，去除腹部贅肉。增強腎上腺及胸腺功能。對女性很有助益。

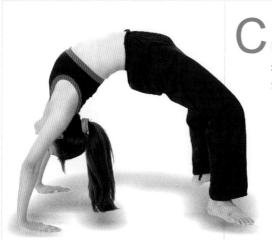

C 吸氣，利用手掌及腳掌的力量，將身體及頭部往上拱起，使身體外形像輪子。

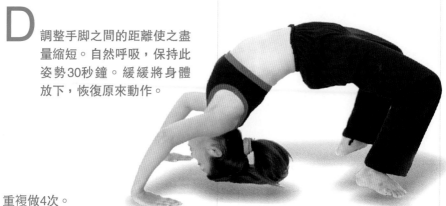

D 調整手腳之間的距離使之盡量縮短。自然呼吸，保持此姿勢30秒鐘。緩緩將身體放下，恢復原來動作。

重複做4次。

肩倒立式 (Sarvangasana)

 仰臥，兩臂平放身體兩側，掌心向下。

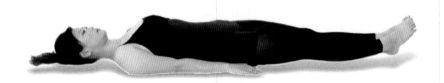

注意事項：

1）要特別注意頸部的柔軟動作，以免傷到頸部。

2）身體重量落於後頸部，其次是兩肩上，手肘只是協助支撐而已。

3）練習停留的時間可以由30秒鐘起逐漸增至5分鐘。

4）高血壓、心臟病及60歲以上身體虛弱的人，不宜練習。

功效：這是一個經典動作，由於血液倒流進人的頭部和上身，使人的腦部、臉部、眼睛、心臟得到比平時多得多的血液供應；維護腎上腺活動的正常，能夠補充活力和鬆弛休息。肩倒立還使腹部臟器恢復活力，有助於釋放腸道中的氣體。

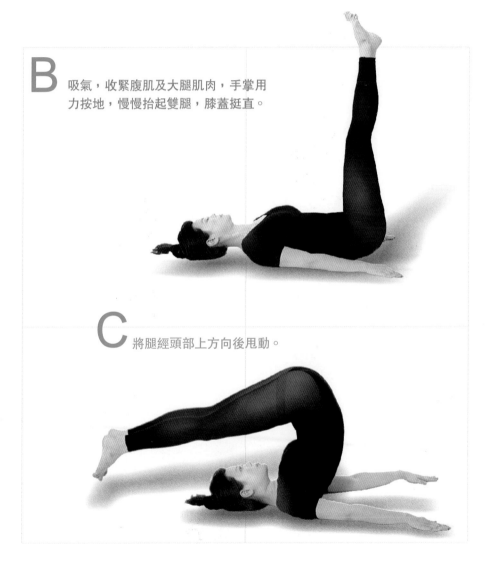

B 吸氣，收緊腹肌及大腿肌肉，手掌用
力按地，慢慢抬起雙腿，膝蓋挺直。

C 將腿經頭部上方向後甩動。

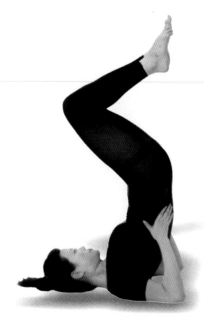

D 為了舉起雙腿，要用你的雙手托起下腰部的兩邊，以撐起軀幹。然後小心翼翼地伸直身體。

E 下巴碰觸胸前，兩腳伸直併攏，兩腿放鬆，兩眼注視腳尖（兩眼也可以閉上）。

F 自然呼吸，保持此姿勢，最長不要超過5分鐘。緩慢放下身體，兩腿慢慢放回地面，全身放鬆1分鐘。（建議初學階段挺直身體的程度以平衡為限度，不必開始就和地面成90°。）

重複3次。

16 犁式（Halasana）

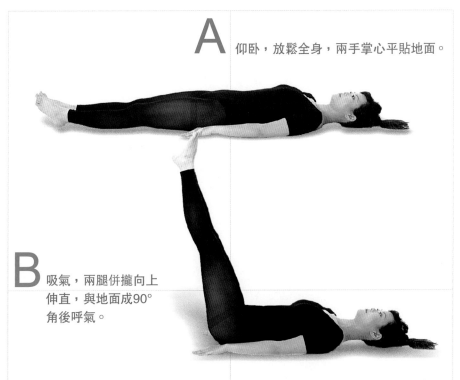

A 仰臥，放鬆全身，兩手掌心平貼地面。

B 吸氣，兩腿併攏向上伸直，與地面成90°角後呼氣。

注意：年老體弱、坐骨神經痛患者不宜做。

功效：犁式是瑜伽的經典動作之一，它對整個脊柱神經網絡極為有益。脊柱兩側的32對神經在這個動作中得到刺激，從而各種背痛、腰痛得到控制。這個動作還能消除腰腹部脂肪，滋養面部，治療頭痛、便秘、痔瘡、糖尿病，滋養臟腑器官，治療月經病、神經衰弱等。

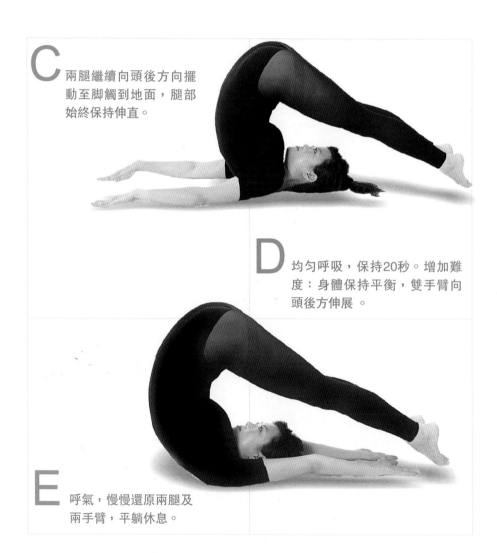

C 兩腿繼續向頭後方向擺動至腳觸到地面，腿部始終保持伸直。

D 均勻呼吸，保持20秒。增加難度：身體保持平衡，雙手臂向頭後方伸展。

E 呼氣，慢慢還原兩腿及兩手臂，平躺休息。

17 樹式 (Vrksasana)

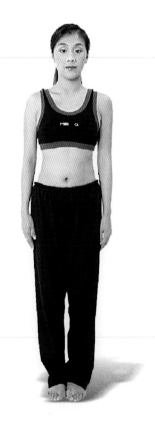

A 站立，眼睛平視前方。雙手在身體兩側自然垂放。身體保持正直，正常呼吸。

注意：這套姿勢要求練習者用單腿站立。如果單腿站立有困難，可靠着墙壁或者柱子練習。

功效：樹式可以活動身體各部位關節。它能夠鍛鍊腳踝、腳趾、膝蓋、髋關節、肩關節、手臂、雙手和手指的肌肉，防止各類骨關節病，增強平衡能力。

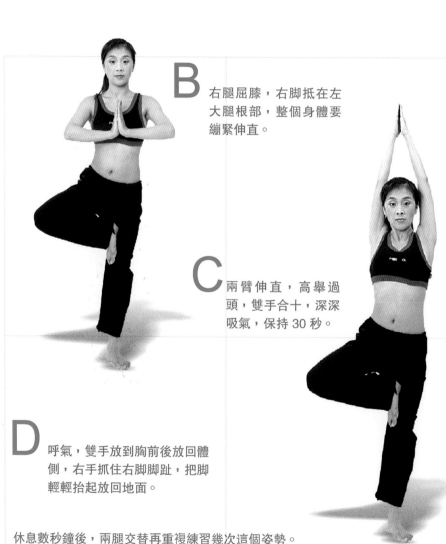

B 右腿屈膝，右脚抵在左大腿根部，整個身體要繃緊伸直。

C 兩臂伸直，高舉過頭，雙手合十，深深吸氣，保持 30 秒。

D 呼氣，雙手放到胸前後放回體側，右手抓住右脚脚趾，把脚輕輕抬起放回地面。

休息數秒鐘後，兩腿交替再重複練習幾次這個姿勢。

18 三角伸展式 (Utthita Trikonasana)

A 兩腳分開站立，腳尖微外展，手臂盡量向兩側伸展，與地面保持平行。

B 呼氣，身體向左側側彎，同時左手向下觸及左腳，右手舉起指向上空，眼睛注視右手指，體會右側拉伸的感覺。

C 左手觸及腳面時，呼氣完畢，隨即屏住呼吸，保持10秒。

D 休息大約5秒鐘後，換另一側練習。

注意： 孕婦在懷孕六個月後不應再練此式。

✔ **功效：** 治療頸部以及肩關節部位的疼痛。頸椎僵直症患者練習這套姿勢，能獲得極佳的療效。此式除了幫助消除腰圍區域贅肉和健壯髖部肌肉之外，還對治療多種皮膚病（如癤子、疹子、痤瘡等）有好處，還能使人的面色增添一種健康的神采。它能增強眼睛的視力，使得脊椎骨骼柔韌，提高精神集中的能力。這套姿勢簡單易行，值得你去做做。

19 增延脊柱伸展式 (Uttanasana)

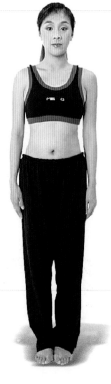

A 挺身站立，兩腿伸直。

B 保持兩腿伸直，呼氣，向前彎身，
雙掌掌心盡量貼地。深呼吸幾次，
每次呼氣盡量使身體向下，雙手盡
量觸地，保持1分鐘。

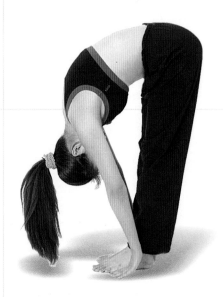

功效：強壯雙腎，養顏，緩解痛經，消除腦疲勞，恢復精力。

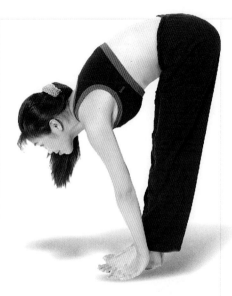

C 吸氣，抬頭，感覺脊椎的伸
展，深呼吸幾次。

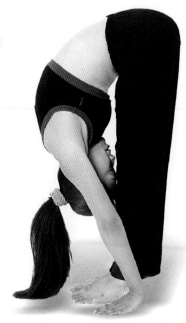

D 呼氣，頭盡量靠近小
腿。保持30秒。

E 吸氣，慢慢垂頭起
身，放鬆全身。

20 下半身搖動式 (The Lower Body Rock)

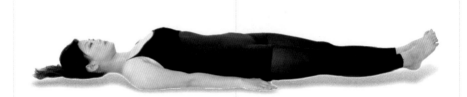

A 仰臥，兩手臂靠近體側。

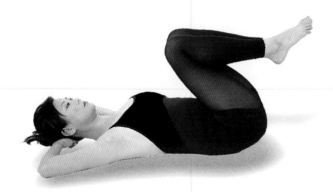

B 仰臥，十指交叉放於腦後。屈膝儘量收近
胸部，儘量保持上半身平貼地面。

功效：按摩腹部器官，增加血液循環。

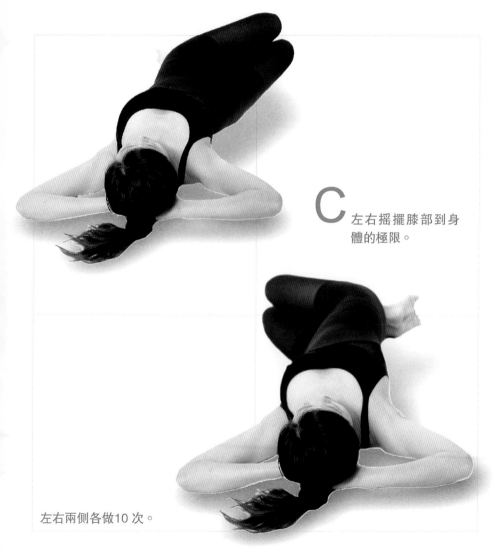

C 左右搖擺膝部到身
體的極限。

左右兩側各做10次。

21 簡化脊柱扭動式 (Meru Wakrasana)

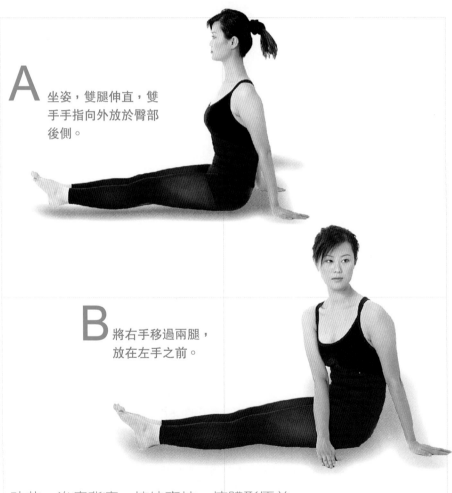

A 坐姿，雙腿伸直，雙手手指向外放於臀部後側。

B 將右手移過兩腿，放在左手之前。

功效：治療背痛，拉伸脊柱，使體形優美。

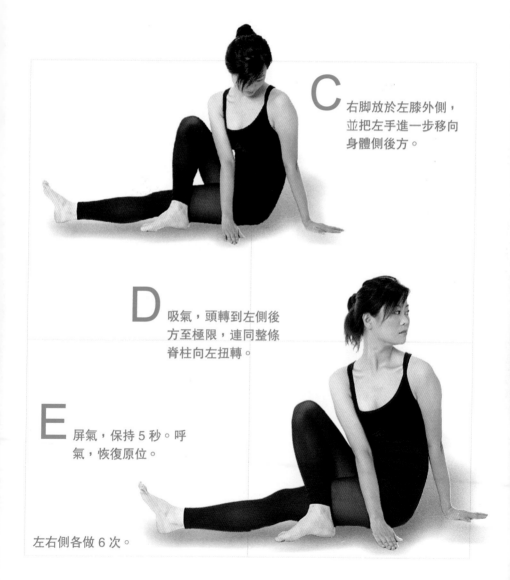

C 右脚放於左膝外側，並把左手進一步移向身體側後方。

D 吸氣，頭轉到左側後方至極限，連同整條脊柱向左扭轉。

E 屏氣，保持 5 秒。呼氣，恢復原位。

左右側各做 6 次。

22　頭倒立式 (Headstand)

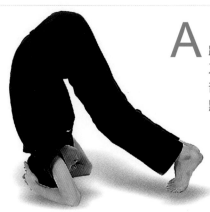

A 跪坐開始，雙手十指交叉，兩手及兩肘觸地，成正三角形，將頭部抵在手心處，抬高臀部至最高點，伸直兩腿。

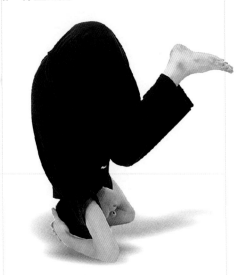

B 蹬腿，使雙腿離開地面，保持平衡。

注意：高血壓、心臟病、眩暈、心悸、血栓、近視、頭部損傷患者不宜做。

功效：此式是瑜伽姿勢中最重要的姿勢。它能增強腦活力，美容養顏，消除失眠、記憶衰退、脫髮等病症，防治感冒、口臭、便秘、痔瘡、打嗝、靜脈曲張等。

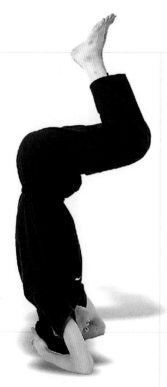

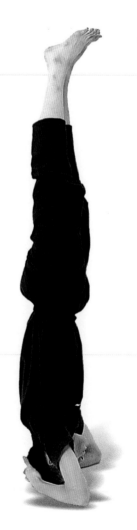

C 伸直雙腿，使身體與地面垂直，均勻呼吸，保持數十秒，隨着熟練程度的增加，可適當延長倒立時間。

D 呼氣，放下兩腿，跪坐，頭伏在兩拳上休息。

你是否「健康」有問題？

- 早上起床時，有持續的髮絲掉落。（5分）
- 情緒抑鬱，會對着天空發呆。（3分）
- 記不起昨天想好的事，而且最近經常有這種現象出現。（10分）
- 上班途中，害怕走進辦公室，覺得工作令人厭倦。（5分）
- 不想面對同事和上司，有一種自閉症式的渴望。（5分）
- 工作效率明顯下降，上司已表達了對你的不滿。（5分）
- 每天工作1小時，就感覺身體倦怠，胸悶氣短。（10分）
- 工作情緒始終無法高漲，最令自己不解的是：無名的火氣很大，但又沒有精力發作。（5分）
- 每餐進餐少。排除天氣因素之外，即使口味非常適合自己的菜餚，也食不知味。（5分）
- 盼望早點逃離辦公室，能够回家躺在床上多休息。（5分）
- 對城市的污染、噪聲非常敏感，比常人渴望清幽，希望到寧靜的山水處，使身心得以休息。（5分）
- 不再像以前一樣熱衷於朋友的聚會，有一種強打起精神，勉強應酬的感覺。（2分）
- 晚上經常睡不着覺，即使睡着了，又老是在做夢狀態，睡眠狀態很糟。（10分）
- 體重明顯下降，早上起來，發現眼眶深陷，下巴突出。（10分）
- 感覺免疫力下降，容易傷風感冒。（5分）
- 性能力下降。配偶對你明顯表示有性要求，你却感到疲憊。（10分）

[測試結果]

- 超過30分以上，表示你的健康已敲響警鐘；
- 50分或以上，請坐下來，好好地反省自己的生活狀態，加強鍛鍊和注重飲食營養的搭配；
- 如果你成績「不俗」，得80分或以上，是抽出時間花錢看看醫生的時候了，調整一下自己的心理，可以的話，休假出去走走吧！

　　　　(摘自新聞晨報　2001-11-01)

第五章
特殊安排

第一節　早間床上瑜伽套餐

　　早上起床後，懶懶地伸個懶腰，深深地呼吸一下，感覺棒極了！如果有時間的話，你還可以做幾個瑜伽動作，以保持一整天的充沛活力與平和心境。如果你能夠持之以恆，每天都做的話，你一定可以鍛鍊成為青春健康的「活力」超人。

第一步：深呼吸

　　做 3~5 分鐘的全瑜伽呼吸。深吸氣時，膨脹腹部，然後是胸部。緩緩呼出時順序相反。吸氣與呼氣時間的比例爲2：3。對身體的益處：在準備練習的過程中，能推動氧氣在肌肉中的流動。

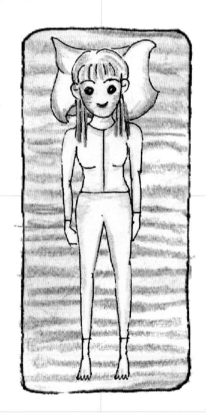

益處：可以獲得平靜安寧的精神狀態，喚醒肌肉。

第二步：床上扭背式

平躺在床上，把雙腿併攏起來，胳膊伸至兩邊。屈起雙膝倒向右邊，同時向左轉動頭部，注視左前方。均勻呼吸，保持此種狀態約 5 分鐘。然後換個方向再做一次。對身體的益處：伸展脊柱、臀部和脖子，刺激消化。

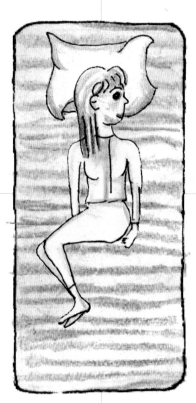

益處：增強神經系統，提高警覺性。

第三步：床上樹式

平躺在床上，雙手在胸前掌心相對合十。伸手過頭，保持掌心相對。屈右腿，單腳抵左腿內側接近會陰處。如此保持10秒。

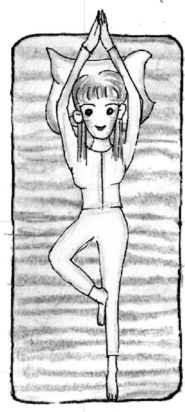

益處：伸展肩膀、胳膊和背部，建立一個平靜、積極的外在形象，提高注意力。

第四步： 床上船式

平躺在床上，雙脚併攏，雙臂放在體側，掌心向下。吸氣，同時將頭、軀幹、兩腿和雙臂抬起，雙臂向前伸直並與床平行。蓄氣不呼，保持此種狀態10秒或更長時間後呼氣，慢慢恢復至平躺姿勢，休息。

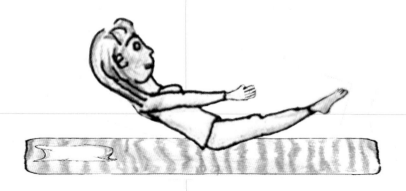

重複上述動作4~6次。

益處：刺激循環和呼吸，減少腹部脂肪，塑造優雅的姿態。對精神的好處：提高自信，建立對內在力量的感覺。

第二節　晚間床上瑜伽套餐

　　為你帶來一夜好夢，扔掉你的安眠藥吧！保證你睡前安定的瑜伽功夫可以幫助你更快更容易的入睡。練習瑜伽的目的是達到身體上、精神上和情感上的合一。釋放精神上的壓力和能量，在你上床睡覺前，不妨試一下下面提到的 4 種練習方法。

第一步：床上貓伸展

跪坐在床上，雙腿不動，上身向前，雙手和雙膝着地。吸氣，抬頭塌腰保持6秒。呼氣，垂頭拱背6秒。恢復原姿勢，重複10次。

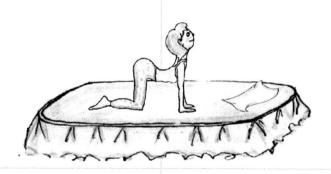

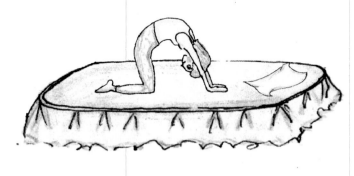

益處：消除腹部多餘脂肪，增強消化功能和神經系統，有助於睡眠。

第二步：動物放鬆功

　　坐在床上，右腳抵住左大腿內側。然後左腿向後彎曲，挨着臀部。吸氣，慢慢把兩手伸到頭的上方。呼氣，上身下俯，頭放到床上，均勻呼吸1~2分鐘。吸氣，慢慢抬起上身，恢復。

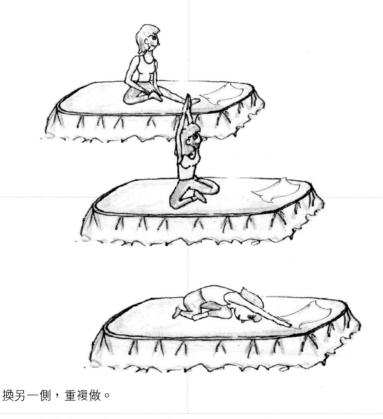

　　換另一側，重複做。

益處：減少腹部脂肪，強壯神經系統，有助睡眠。

第三步：呼吸療法

　　雙腿交叉坐在床上，脊柱挺直。用右手的拇指按住右鼻孔。透過左鼻孔呼吸1~2分鐘來放鬆一下。根據瑜伽的科學原理，左鼻孔中流通的空氣溫度變得涼涼的，很舒適，而右面的則變暖，可以反覆10次。此法對放鬆緊張的神經非常有效，它能使大腦變得冷靜。

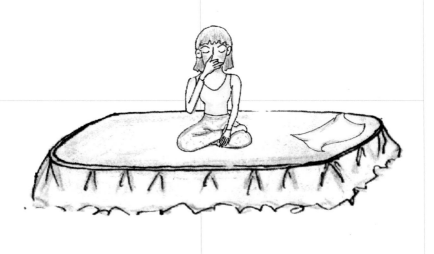

益處：使大腦冷靜，平和心情。

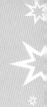

第四步：仰臥放鬆功

　　仰臥在床上，兩臂自然放在身體外側，掌心向上，兩腳自然分開，閉目，徹底放鬆全身，意守呼吸至少5分鐘。疲勞時也可延長時間。

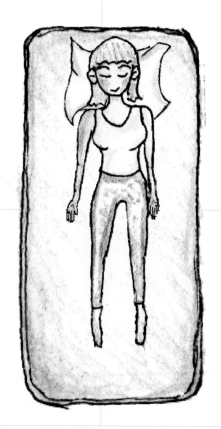

功效：消除緊張和神經衰弱，恢復全身能量，平和心情。

第三節　工間瑜伽套餐

　　上班族鍛鍊的時間很少，特別是白領一族的男女同胞，工作節奏快，精神壓力大。長年累月的辛勞，很容易造成身體的不適，如：失眠，頸、肩、背痛，消化不良，便秘，肥胖，頭腦昏沉，周身乏力等不良症狀。輕者，產生厭煩情緒，影響工作效率；重者，造成急、慢性疾病。爲了您的身體健康，從現在做起，每天在工作空閒時間，活動一下僵硬的身體，一起來做工間瑜伽操吧！

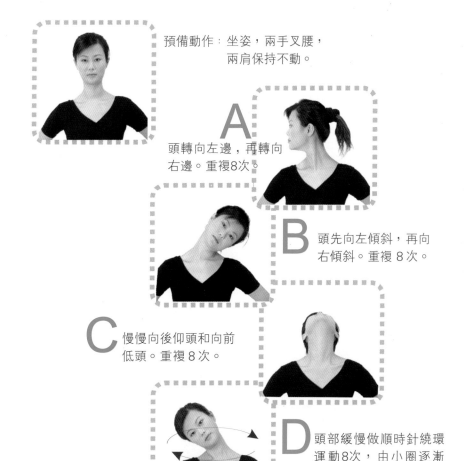

預備動作：坐姿，兩手叉腰，兩肩保持不動。

A 頭轉向左邊，再轉向右邊。重複8次。

B 頭先向左傾斜，再向右傾斜。重複 8 次。

C 慢慢向後仰頭和向前低頭。重複 8 次。

D 頭部緩慢做順時針繞環運動8次，由小圈逐漸變成大圈。再逆時針重複8次。

注意：練習時頸部會發出「咯，咯」的聲音，這是正常現象，是頸椎得到按摩的表現。

功效：消除緊張，使頭腦清爽，防治頸椎病。

摩天式

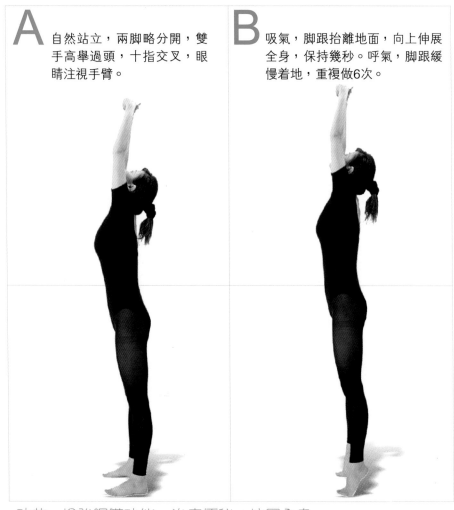

A 自然站立,兩腳略分開,雙手高舉過頭,十指交叉,眼睛注視手臂。

B 吸氣,腳跟抬離地面,向上伸展全身,保持幾秒。呼氣,腳跟緩慢着地,重複做6次。

功效:增強腸臟功能,治療便秘,伸展全身。

摩天式變體

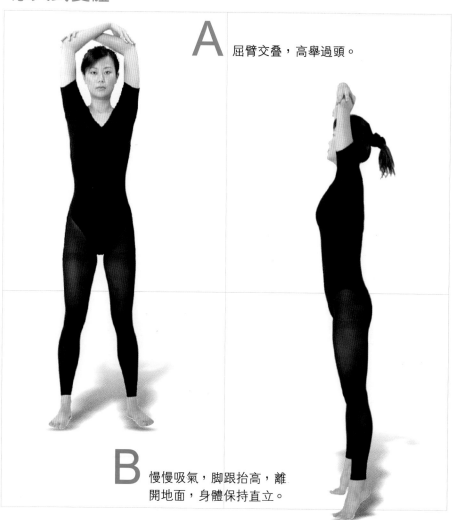

A 屈臂交疊,高舉過頭。

B 慢慢吸氣,腳跟抬高,離開地面,身體保持直立。

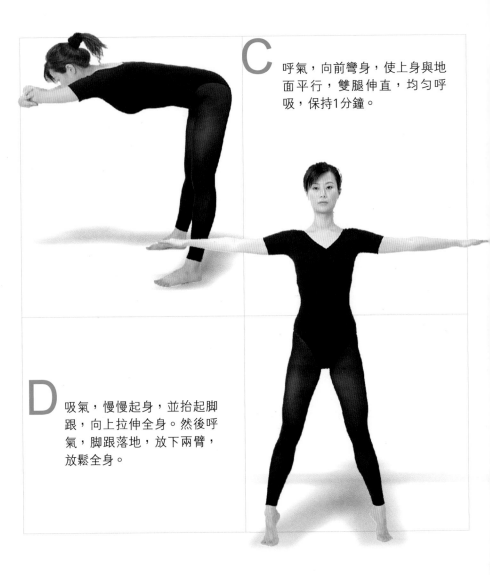

C 呼氣，向前彎身，使上身與地面平行，雙腿伸直，均勻呼吸，保持1分鐘。

D 吸氣，慢慢起身，並抬起腳跟，向上拉伸全身。然後呼氣，腳跟落地，放下兩臂，放鬆全身。

肘部練習

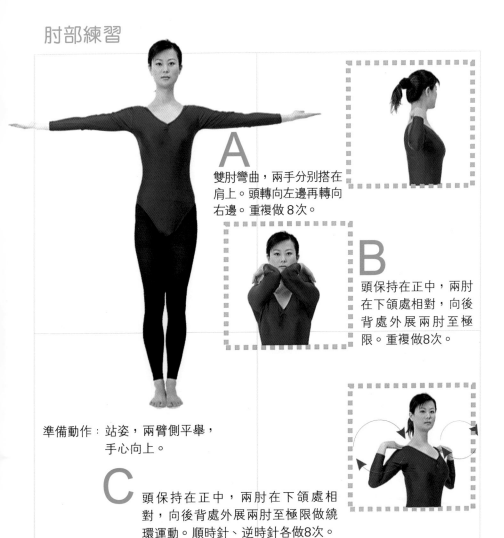

A 雙肘彎曲，兩手分別搭在肩上。頭轉向左邊再轉向右邊。重複做8次。

B 頭保持在正中，兩肘在下頜處相對，向後背處外展兩肘至極限。重複做8次。

準備動作：站姿，兩臂側平舉，手心向上。

C 頭保持在正中，兩肘在下頜處相對，向後背處外展兩肘至極限做繞環運動。順時針、逆時針各做8次。

功效：預防、治療肩周炎，減輕肩背疼痛。

雙角式

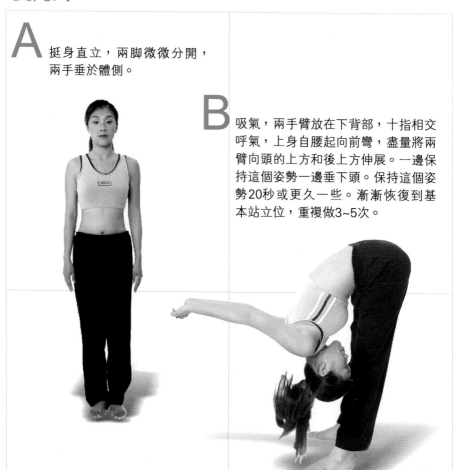

A 挺身直立，兩脚微微分開，兩手垂於體側。

B 吸氣，兩手臂放在下背部，十指相交呼氣，上身自腰起向前彎，盡量將兩臂向頭的上方和後上方伸展。一邊保持這個姿勢一邊垂下頭。保持這個姿勢20秒或更久一些。漸漸恢復到基本站立位，重複做3~5次。

功效：減少腹部脂肪，拉長雙腿，補養上背部和肩膀的肌肉群，治療神經衰弱。

側角伸展式

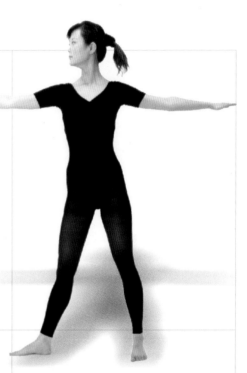

A 兩腳分開站立。手臂盡量延長伸展開來,將兩腿、頭部轉向右邊。

注意:孕婦在懷孕六個月後不應再練此式。

功效：治療頸部以及肩關節部位的疼痛。患有頸椎僵直症的患者練習這套姿勢,能獲得極佳的療效。練習此功,除了能幫助消除腰圍區域贅肉和健壯髖部肌肉之外,還對治療多種皮膚病(如瘤子、疹子、痤瘡等)有好處,還能使人的面色增添一種健康的神采。

　　此外,也能增強視力,加強神經系統,使得脊椎骨骼柔韌,提高精神集中的能力。

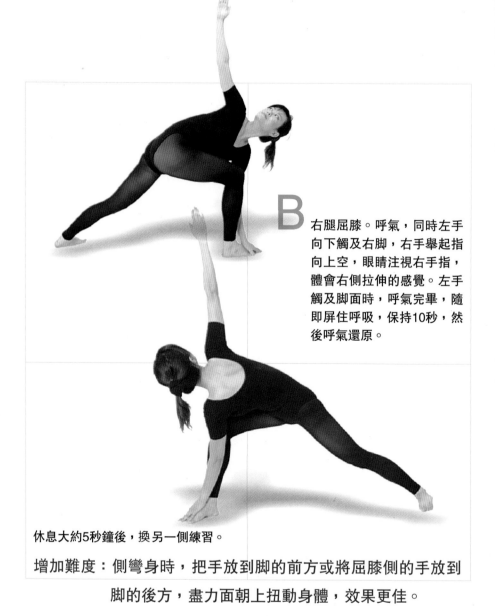

B 右腿屈膝。呼氣，同時左手
向下觸及右脚，右手舉起指
向上空，眼睛注視右手指，
體會右側拉伸的感覺。左手
觸及脚面時，呼氣完畢，隨
即屏住呼吸，保持10秒，然
後呼氣還原。

休息大約5秒鐘後，換另一側練習。

增加難度：側彎身時，把手放到脚的前方或將屈膝側的手放到
脚的後方，盡力面朝上扭動身體，效果更佳。

戰士第一式

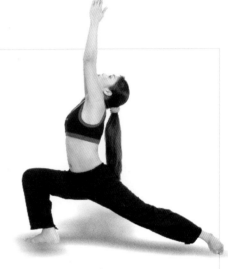

A 站立，雙腳併攏，兩手平貼身體兩側。吸氣，雙手合十，高舉過頭並盡量伸展，兩腿分開，與肩同寬。

B 呼氣，將右腳和上身軀體向右方轉90°。左腳只須向同樣方向略微轉過來。

C 屈右膝，直至大腿與地面平行，左腿後伸，膝部挺直。

D 頭向上方仰起，兩眼注視合十的雙掌，盡量伸展脊柱。均勻呼吸，保持20秒。

E 呼氣，恢復原位。

換另一側重複做。

注意：這是一個強度很大的姿勢，心臟衰弱者不宜。

功效：減少腹部脂肪，增加平衡功能，消除疲勞。

叭喇狗式

A 挺身站立，兩腿大大分開，深深吸氣，兩手叉腰，頭向後仰。

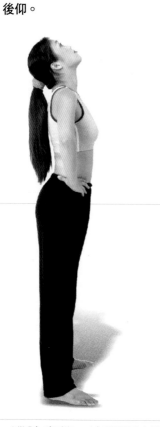

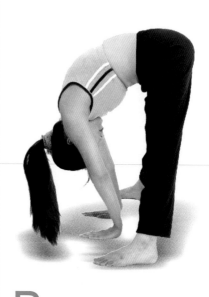

B 呼氣，軀幹向前彎曲，直至雙掌放在地面上。

功效：消除疲勞，使頭腦清醒，增加血液循環。

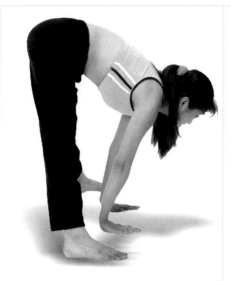

C 吸氣，將背部翹拱，
抬起頭來。

D 呼氣，頭觸到地面，雙手
扶地，均勻呼吸，保持30
秒，可試圖放開兩手。吸
氣，慢慢起身。

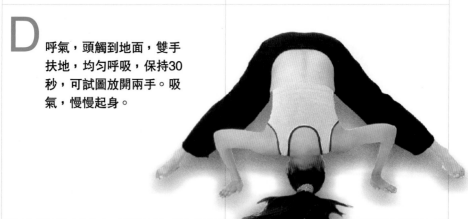

幻椅式

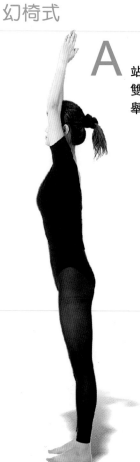

A 站立，吸氣，雙手合十，高舉過頭。

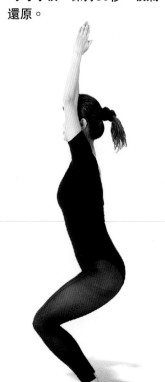

B 呼氣，屈膝下蹲，腰背挺直。均勻呼吸，保持30秒。吸氣，還原。

重複數次。

功效：增加平衡能力，減輕肩背疼痛，美化胸部，有助消化等功能。

手臂伸展式

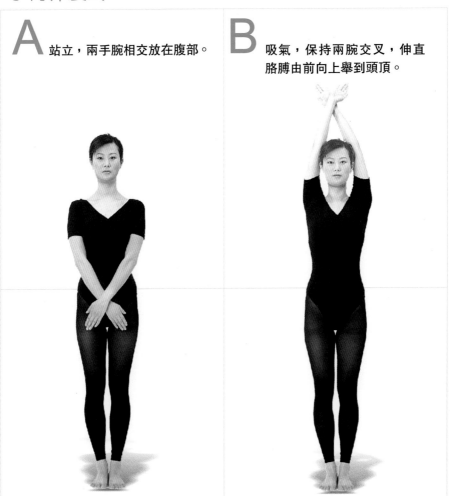

A 站立，兩手腕相交放在腹部。

B 吸氣，保持兩腕交叉，伸直胳膊由前向上舉到頭頂。

功效：防治頸椎病，增加血液循環，防治駝背，使頭腦清醒。

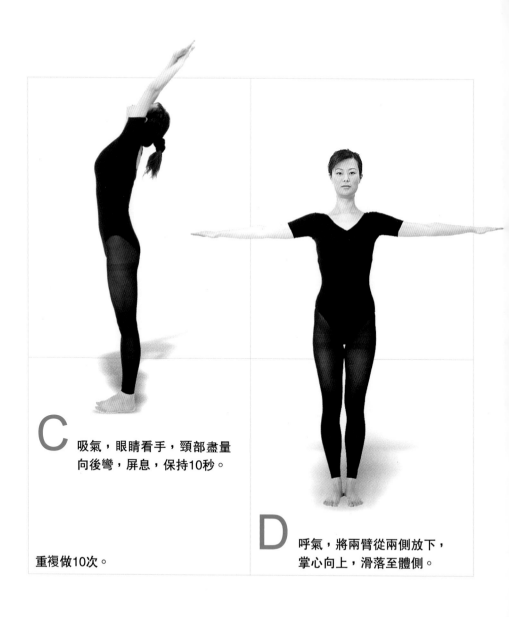

C 吸氣，眼睛看手，頸部盡量
向後彎，屏息，保持10秒。

重複做10次。

D 呼氣，將兩臂從兩側放下，
掌心向上，滑落至體側。

風吹樹功

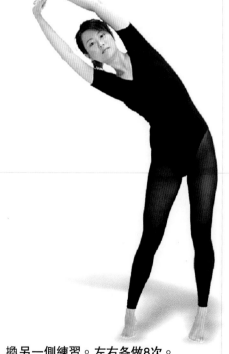

站立，十指交叉高舉過頭，轉動腕部，使手心向外。身體上提，脚尖着地。呼氣，慢慢把身體向左側彎曲，做到身體極限。均勻呼吸，放鬆身體，保持10秒。吸氣，慢慢起身，恢復到原位。

換另一側練習。左右各做8次。

功效：補養雙腎，減少腰部脂肪，使腿部修長，減輕肩背僵硬，增強平衡，使形體優美。

國家圖書館出版品預行編目資料

忙裏偷閑練瑜伽.基礎篇 / 張液液 主編
－初版－臺北市：大展 ， 2005【民94】
　　面 ； 21 公分（快樂健美站；14）
　　ISBN 957- 468-390-7（平裝）
1.瑜伽
411.7　　　　　　　　　　94006690

北京人民體育出版社授權中文繁體字版
【版權所有・翻印必究】

忙裏偷閑練瑜伽．基礎篇　　ISBN 957-468-390-7

編 著 者 / 張液液
責任編輯 / 朱曉峰
發 行 人 / 蔡森明
出 版 者 / 大展出版社有限公司
社　　址 / 台北市北投區（石牌）致遠一路 2 段 12 巷 1 號
電　　話 /（02）28236031・28236033・28233123
傳　　真 /（02）28272069
郵政劃撥 / 01669551
網　　址 / www.dah-jaan.com.tw
E - mail / service@dah-jaan.com.tw
登 記 證 / 局版臺業字第2171號
承 印 者 / 弼聖彩色印刷有限公司
裝　　訂 / 建鑫裝訂有限公司
排 版 者 / 順基國際有限公司
初版 1 刷 / 2005 年（民 94 年）7 月

定價 / 240 元

●本書若有破損、缺頁敬請寄回本社更換●

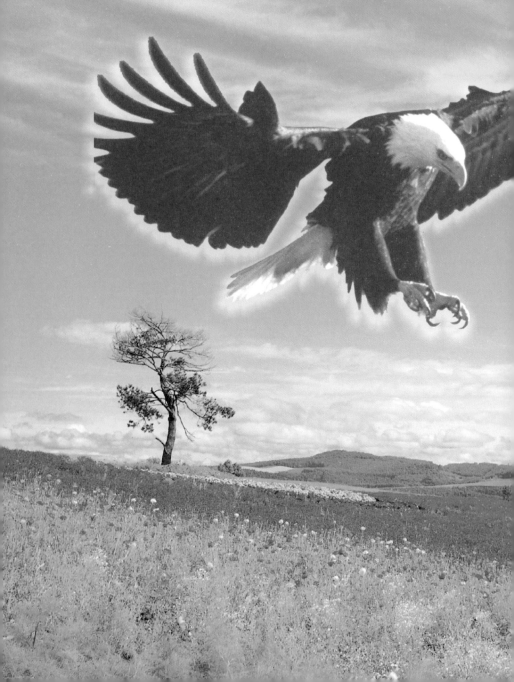

大展好書　好書大展
品嘗好書　冠群可期

大展好書　好書大展
品嘗好書　冠群可期